95 Recetas de Jugos y Comidas Para Tratar El Dolor de Garganta Rápido:

Cure Naturalmente Su Dolor de Garganta Comiendo Alimentos Ricos en Vitaminas

Por

Joe Correa CSN

DERECHOS DE AUTOR

Esta publicación está diseñada para proveer información precisa y autoritaria respecto al tema en cuestión. Es vendido con el entendimiento de que ni el autor ni el editor están envueltos en brindar consejo médico. Si éste fuese necesario, consultar con un doctor. Este libro es considerado una guía y no debería ser utilizado en ninguna forma perjudicial para su salud. Consulte con un médico antes de iniciar este plan nutricional para asegurarse que sea correcto para usted.

RECONOCIMIENTOS

Este libro está dedicado a mis amigos y familiares que han tenido una leve o grave enfermedad, para que puedan encontrar una solución y hacer los cambios necesarios en su vida.

95 Recetas de Jugos y Comidas Para Tratar El Dolor de Garganta Rápido:

Cure Naturalmente Su Dolor de Garganta Comiendo Alimentos Ricos en Vitaminas

Por

Joe Correa CSN

CONTENIDOS

ACERCA DEL AUTOR

Luego de años de investigación, honestamente creo en los efectos positivos que una nutrición apropiada puede tener en el cuerpo y la mente. Mi conocimiento y experiencia me han ayudado a vivir más saludablemente a lo largo de los años y los cuales he compartido con familia y amigos. Cuanto más sepa acerca de comer y beber saludable, más pronto querrá cambiar su vida y sus hábitos alimenticios.

La nutrición es una parte clave en el proceso de estar saludable y vivir más, así que empiece ahora. El primer paso es el más importante y el más significativo.

INTRODUCCIÓN

95 Recetas de Jugos y Comidas Para Tratar El Dolor de Garganta Rápido: Cure Naturalmente Su Dolor de Garganta Comiendo Alimentos Ricos en Vitaminas

Por Joe Correa CSN

Cada año, alrededor de 13 millones de personas solo en los Estados Unidos sufren de una sensación dolorosa y seca en la garganta. Esta condición incómoda, a veces seguida de un dolor algo serio, es causada principalmente por infecciones o algunos factores ambientales como el aire seco o las alergias. Afortunadamente, la condición en sí no es grave y es probable que desaparezca por sí solo en un par de días. Sin embargo, si nota que el dolor no se detiene o empeora, visite a su médico local de inmediato.

Hay varios tipos de dolor de garganta dependiendo de la parte de la garganta que se ve afectada.

- La faringitis es una infección de la cavidad oral (el área detrás de la boca)
- La amigdalitis afecta el tejido blando en la parte posterior de la cavidad oral conocido como amígdalas
- La laringitis es el enrojecimiento y / o hinchazón de la laringe (o la caja de la voz)

Las causas de esta condición desagradable se pueden dividir en varias categorías:

Las infecciones virales causan aproximadamente el 90% de todas las afecciones de garganta. Estas infecciones están relacionadas con resfriados comunes, gripe, y otras enfermedades causadas por virus

Las infecciones bacterianas no son tan comunes como las infecciones virales y están relacionadas principalmente con la faringitis estreptocócica, una infección causada por la bacteria Estreptococo.

Las alergias y el aire seco también son una causa común de un dolor de garganta. La reacción de un cuerpo a algunos factores desencadenantes de la alergia provoca náuseas, congestión nasal, estornudos y dolor de garganta. El aire seco, por otro lado, absorbe la humedad natural de la boca y la garganta, causando la sensación de rasguño reconocible.

Se ha comprobado que el humo y los diferentes productos químicos irritan la garganta y, a veces, causan infecciones y problemas a largo plazo.

Como alguien que ha estado lidiando con dolor de garganta durante años, aprendí que la mejor manera de prevenir esta irritante afección es impulsar el sistema inmunitario y dejar que el cuerpo se defienda.

Es por ello que he querido compartir con usted mis recetas de jugos favoritas que han demostrado ayudar a combatir esta condición y prevenir que ocurra en el futuro.

Asegúrese de probarlas a todas y ver cuál le parece mejor.

COMPROMISO

Para mejorar mi condición, yo (su nombre), me comprometo a comer más de estos alimentos a diario y a hacer ejercicio por lo menos 30 minutos diarios:

- Bayas (especialmente arándanos), melocotones, cerezas, manzanas, albaricoques, naranjas, zumo de limón, pomelo, mandarinas, mandarinas, peras, etc.

- Brócoli, espinaca, verdes de ensalada, batatas, palta, alcachofa, maíz bebé, zanahorias, apio, coliflor, cebollas, etc.

- Granos integrales, avena cortada con acero, avena, quinua, cebada, etc.

- Frijoles negros, judías rojas, garbanzos, lentejas, etc.

- Nueces y semillas que incluyen: nueces, castañas de Cajú, semillas de lino, semillas de sésamo, etc.

- Pescado

- 8 - 10 vasos de agua

Firme Aquí

X_____

95 RECETAS DE JUGOS Y COMIDAS PARA TRATAR EL DOLOR DE GARGANTA RÁPIDO

JUGOS

1.   Jugo de Mango y Limón

Ingredientes:

1 taza mango, en cubos

1 limón grande, sin piel

1 taza cerezas dulces, sin carozo

1 taza sandía, en cubos

1 cucharada miel líquida

2 onzas agua

Preparación:

Pelar y trozar el mango. Dejar a un lado.

Pelar el limón y cortarlo por la mitad. Dejar a un lado.

Lavar las cerezas bajo agua fría. Colar y cortar por la mitad.

Remover los carozos y dejar a un lado.

Cortar la sandía por la mitad. Para una taza, necesitará un gajo grande. Pelarlo y trozarlo. Remover las semillas y reservar el resto en la nevera.

Procesar el mango, limón, cerezas y sandía en una juguera.

Transferir a vasos y añadir algunos cubos de hielo antes de servir.

Información nutricional por porción: Kcal: 288, Proteínas: 4.6g, Carbohidratos: 68.3g, Grasas: 1.3g

2. Jugo de Zanahoria y Melón

Ingredientes:

1 zanahoria grande, en rodajas

1 gajo grande de melón dulce, sin piel y en cubos

1 taza pepino, en rodajas

1 nudo de jengibre pequeño, 1 pulgada

1/8 cucharadita polvo de cúrcuma

2 onzas agua

Preparación:

Lavar y pelar la zanahoria. Cortar en rodajas finas y dejar a un lado.

Cortar el melón por la mitad. Remover las semillas y lavar. Cortar un gajo grande, pelarlo y cortarlo en cubos. Dejar a un lado.

Lavar el pepino y cortarlo en rodajas finas. Rellenar un vaso medidor y reservar el resto. Dejar a un lado.

Pelar el nudo de jengibre y trozarlo. Dejar a un lado.

Combinar la zanahoria, melón y pepino en una juguera, y pulsar. Transferir a un vaso y añadir la cúrcuma y agua.

Refrigerar 5 minutos antes de servir.

Información nutricional por porción: Kcal: 92, Proteínas: 2.6g, Carbohidratos: 25.7g, Grasas: 0.5g

3. Jugo de Agave y Arándanos

Ingredientes:

2 tazas arándanos frescos

1 taza uvas negras

1 taza menta fresca, trozada

1 banana grande, sin piel

1 cucharadita néctar de agave

Preparación:

Lavar los arándanos usando un colador y colar. Dejar a un lado.

Lavar las uvas y remover las ramas. Rellenar un vaso medidor y reservar el resto en la nevera. Dejar a un lado.

Lavar la menta bajo agua fría. Colar y trozar. Dejar a un lado.

Combinar los arándanos, uvas, menta y banana en una juguera, y pulsar. Transferir a un vaso y añadir el néctar de agave.

Refrigerar 5 minutos antes de servir.

Información nutricional por porción: Kcal: 326, Proteínas: 6.2g, Carbohidratos: 93.4g, Grasas: 2.1g

4.   Jugo de Frutilla y Jengibre

Ingredientes:

1 taza frutillas frescas, en trozos

1 nudo de jengibre pequeño, 1 pulgada

1 taza col rizada fresca, en trozos

1 limón entero, sin piel

Preparación:

Lavar las frutillas bajo agua fría. Colar y dejar a un lado.

Pelar el nudo de jengibre y picarlo. Dejar a un lado.

Poner la col rizada en un colador y lavar bajo agua fría. Colar y trozar. Dejar a un lado.

Pelar el limón y cortarlo por la mitad. Dejar a un lado.

Combinar las frutillas, jengibre, col rizada y limón en una juguera, y pulsar.

Transferir a un vaso y añadir algunos cubos de hielo antes de servir.

Información nutricional por porción: Kcal: 120, Proteínas: 5.9g, Carbohidratos: 38.6g, Grasas: 1.8g

5. Jugo de Remolacha y Manzana

Ingredientes:

1 taza verdes de remolacha

1 manzana Granny Smith mediana, en trozos

1 taza cantalupo, en cubos

1 cucharada menta fresca, en trozos

1 taza coliflor, en trozos

Preparación:

Lavar los verdes de remolacha y romper con las manos. Dejar a un lado.

Lavar la manzana y cortarla por la mitad. Remover el centro y trozar. Dejar a un lado.

Cortar el cantalupo por la mitad. Remover las semillas y pulpa. Cortar dos gajos y pelarlos. Trozar y dejar a un lado. Reservar el resto en la nevera.

Recortar las hojas externas de la coliflor. Lavar y trozar. Reservar el resto en la nevera.

Remojar las hojas de menta en agua caliente por 2 minutos.

Procesar los verdes de remolacha, manzana, cantalupo, coliflor y menta en una juguera.

Transferir a vasos y añadir el agua mentolada.

Refrigerar 15 minutos antes de servir.

Información nutricional por porción: Kcal: 123, Proteínas: 8.1g, Carbohidratos: 37.7g, Grasas: 1.1g

6.   Jugo de Pomelo y Naranja

Ingredientes:

1 pomelo entero, sin piel

1 naranja grande, sin piel

1 taza ananá, en trozos

1 taza coliflor, en trozos

¼ taza agua de coco pura, sin endulzar

Preparación:

Pelar el pomelo y naranja y dividirlos en gajos. Dejar a un lado.

Cortar la parte superior del ananá y pelarlo. Trozar y reservar el resto en la nevera.

Recortar las hojas externas de la coliflor. Lavar y trozar. Reservar el resto en la nevera.

Combinar el pomelo, naranja, ananá y coliflor en una juguera, y pulsar. Transferir a un vaso y añadir el agua de coco pura.

Añadir algunos cubos de hielo y servir inmediatamente.

Información nutricional por porción: Kcal: 247, Proteínas: 6.5g, Carbohidratos: 74g, Grasas: 1g

7.   Jugo de Calabaza y Nuez Moscada

Ingredientes:

1 taza zapallo calabaza, en trozos

1 taza palta, en trozos

½ cucharadita canela molida

¼ cucharadita nuez moscada molida

¼ taza agua

Preparación:

Pelar la calabaza y cortarla por la mitad. Remover las semillas, cortar dos gajos y trozarlos. Rellenar un vaso medidor y reservar el resto en la nevera.

Pelar y cortar la palta por la mitad. Remover el carozo y trozar. Dejar a un lado.

Combinar la calabaza y palta en una juguera, y pulsar.

Transferir a un vaso y añadir el agua y canela.

Servir inmediatamente.

Información nutricional por porción: Kcal: 256, Proteínas: 5.3g, Carbohidratos: 27.8g, Grasas: 22.3g

8.   Jugo de Moras y Menta

Ingredientes:

1 taza moras

1 taza menta fresca, trozada

1 taza cantalupo, en trozos

1 naranja grande, sin piel

¼ cucharadita canela molida

Preparación:

Poner las moras en un colador y lavarlas bien. Colar y dejar a un lado.

Lavar la menta bajo agua fría y colar. Trozar y dejar a un lado.

Cortar el cantalupo por la mitad. Remover las semillas y cortar un gajo grande. Pelarlo y trozarlo. Rellenar un vaso medidor y reservar el resto en la nevera.

Pelar la naranja y dividirla en gajos. Cortar cada gajo por la mitad y dejar a un lado.

Combinar las moras, menta, cantalupo y naranja en una

juguera, y pulsar. Transferir a un vaso y añadir la canela. Puede agregar agua si lo desea.

Servir inmediatamente.

Información nutricional por porción: Kcal: 157, Proteínas: 5.9g, Carbohidratos: 51.9g, Grasas: 1.5g

9.   Jugo de Canela y Ananá

Ingredientes:

1 taza ananá, en trozos

1 lima entera, sin piel y por la mitad

1 manzana Granny Smith pequeña, sin piel y sin centro

1 cucharadita hojas de menta fresca, en trozos pequeños

¼ cucharadita canela molida

Preparación:

Cortar la parte superior del ananá y pelarlo. Trozar y rellenar un vaso medidor. Reservar el resto en la nevera.

Pelar la lima y cortarla por la mitad. Dejar a un lado.

Lavar la manzana y remover el centro. Trozar y dejar a un lado.

Procesar el ananá, lima y manzana en una juguera. Transferir a un vaso y añadir la canela.

Decorar con hojas de menta y refrigerar antes de servir.

Información nutricional por porción: Kcal: 153, Proteínas: 1.7g, Carbohidratos: 46.7g, Grasas: 0.6g

10. Jugo de Mango y Jengibre

Ingredientes:

1 taza mango, en trozos

1 rodaja de jengibre pequeña

1 taza semillas de granada

1 manzana Gala mediana, sin centro

1 onza agua de coco

Preparación:

Pelar el mango y trozarlo. Rellenar un vaso medidor y reservar el resto en la nevera.

Pelar la rodaja de jengibre y trozarla. Dejar a un lado.

Cortar la parte superior de la granada y deslizar hacia la membrana blanca. Remover las semillas a un vaso medidor y dejar a un lado.

Lavar la manzana y cortarla por la mitad. Remover el centro y trozar. Dejar a un lado.

Combinar el mango, jengibre, semillas de granada y manzana en una juguera, y pulsar. Transferir a un vaso y añadir la canela y agua.

Refrigerar 5 minutos antes de servir.

Información nutricional por porción: Kcal: 227, Proteínas: 3.6g, Carbohidratos: 64.1g, Grasas: 1.9g

11.   Jugo de Naranja y Miel

Ingredientes:

3 naranjas rojas grandes, sin piel

1 cucharada miel cruda

1 banana grande, sin piel

1 cucharada hojas de menta fresca, en trozos pequeños

Preparación:

Pelar las naranjas y dividirlas en gajos. Dejar a un lado.

Pelar y trozar la banana. Dejar a un lado.

Procesar la banana y naranjas en una juguera. Transferir a un vaso y añadir la miel.

Decorar con menta y refrigerar 10 minutos antes de servir.

Información nutricional por porción: Kcal: 123, Proteínas: 4.1g, Carbohidratos: 73.9g, Grasas: 1.1g

12.   Jugo de Menta y Pepino

Ingredientes:

1 gajo de melón dulce grande, en trozos

1 taza menta fresca, en trozos

1 pepino mediano, en trozos

1 manzana Dorada Deliciosa pequeña, sin centro

1 onza agua de coco

Preparación:

Poner la menta en un colador y lavar bien. Colar y trozar. Dejar a un lado

Lavar el pepino y cortarlo en rodajas finas. Dejar a un lado.

Cortar el melón por la mitad. Cortar un gajo grande y pelarlo. Trozar y dejar a un lado. Reservar el resto en la nevera.

Lavar la manzana y cortarla por la mitad. Remover el centro y trozar. Dejar a un lado.

Combinar la menta, pepino, melón y manzana en una juguera, y pulsar.

Transferir a un vaso y añadir el agua. Puede agregar 1 cucharada de jugo de limón para más sabor. Refrigerar 10 minutos antes de servir.

Información nutricional por porción: Kcal: 139, Proteínas: 4.1g, Carbohidratos: 40.5g, Grasas: 0.9g

13.   Jugo Agrio de Cereza

Ingredientes:

2 tazas cerezas agrias, sin carozo

1 rodaja mediana de sandía

1 taza apio, en trozos

1 nudo de jengibre pequeño, sin piel

1 onza agua

Preparación:

Cortar la sandía por la mitad. Cortar un gajo mediano y cortarlo en cubos. Remover las semillas y dejar a un lado.

Lavar el apio y trozarlo. Rellenar un vaso medidor y reservar el resto. Dejar a un lado.

Lavar las cerezas bajo agua fría. Colar y cortarlas por la mitad. Remover los carozos y dejar a un lado.

Pelar el nudo de jengibre y trozarlo. Dejar a un lado.

Combinar las cerezas, sandía, apio y jengibre en una juguera, y pulsar. Transferir a un vaso y añadir el agua.

Servir inmediatamente.

Información nutricional por porción: Kcal: 143, Proteínas: 3.4g, Carbohidratos: 40.2g, Grasas: 0.7g

14.   Jugo Dulce de Cereza

Ingredientes:

1 taza arándanos agrios frescos

1 taza arándanos frescos

3 manzanas Granny Smith pequeñas, sin centro

1 taza col rizada fresca, en trozos

1 cucharada miel líquida

Preparación:

Combinar los arándanos agrios y arándanos en un colador, y lavar bajo agua fría. Colar y dejar a un lado.

Lavar las manzanas y remover el centro. Trozar y dejar a un lado.

Lavar la col rizada y romper con las manos. Dejar a un lado.

Procesar los arándanos agrios, arándanos, manzanas y col rizada en una juguera.

Transferir a un vaso y añadir la miel. Agregar hielo o refrigerar antes de servir.

Información nutricional por porción: Kcal: 368, Proteínas: 5.6g, Carbohidratos: 106g, Grasas: 2.2g

15.   Jugo de Repollo y Jengibre

Ingredientes:

1 taza repollo morado, en trozos

1 nudo de jengibre pequeño, sin piel y en trozos

1 taza coliflor, en trozos

1 taza zanahorias, en rodajas

1 taza verdes de ensalada, en trozos

Preparación:

Combinar el repollo y verdes de ensalada en un colador. Lavar bajo agua fría y colar. Trozar y dejar a un lado.

Pelar y picar el nudo de jengibre. Dejar a un lado.

Lavar la coliflor y recortar las hojas externas. Trozar y rellenar un vaso medidor. Reservar el resto.

Lavar y pelar las zanahorias. Cortar en rodajas finas y rellenar un vaso medidor. Dejar a un lado.

Combinar el repollo, jengibre, coliflor, zanahorias y verdes de ensalada en una juguera, y pulsar. Transferir a un vaso y refrigerar 10 minutos antes de servir.

Información nutricional por porción: Kcal: 138, Proteínas: 5.3g, Carbohidratos: 40.3g, Grasas: 0.8g

16.   Jugo de Manzana y Zanahoria

Ingredientes:

2 manzanas Gala grandes, sin piel y sin centro

3 zanahorias medianas, en rodajas

1 taza chirivías, en rodajas

¼ taza agua

1 cucharada jugo de limón fresco

Preparación:

Lavar las manzanas y remover el centro. Trozar y dejar a un lado.

Lavar las zanahorias y chirivías, y cortar en rodajas. Dejar a un lado.

Combinar las manzanas, zanahorias y chirivías en una juguera, y pulsar.

Transferir a un vaso y añadir el agua y jugo de limón. Decorar con menta y refrigerar antes de servir.

Información nutricional por porción: Kcal: 332, Proteínas: 5.4g, Carbohidratos: 100g, Grasas: 1.6g

17.   Jugo de Melón y Arándanos

Ingredientes:

1 gajo grande de melón dulce

1 taza arándanos frescos

1 limón entero, sin piel y por la mitad

1 pepino grande, en rodajas

Preparación:

Cortar el melón dulce por la mitad. Remover las semillas y cortar un gajo grande. Pelarlo, trozarlo y poner en un tazón. Reservar el resto en la nevera.

Lavar los arándanos bajo agua fría. Colar y dejar a un lado.

Pelar el limón y cortarlo por la mitad. Dejar a un lado.

Lavar el pepino y cortarlo en rodajas finas. Dejar a un lado.

Procesar el melón dulce, arándanos, limón y pepino en una juguera.

Transferir a un vaso y añadir hielo.

Servir inmediatamente.

Información nutricional por porción: Kcal: 202, Proteínas: 5.5g, Carbohidratos: 59.3g, Grasas: 1.7g

18.   Jugo Verde de Tomate

Ingredientes:

2 tazas Lechuga iceberg, en trozos

1 taza verdes de mostaza, en trozos

1 taza perejil, en trozos

1 pepino entero, en rodajas

1 tomate grande, en trozos

¼ cucharadita sal

Preparación:

Lavar la lechuga bajo agua fría. Trozar y dejar a un lado.

Combinar los verdes de mostaza y perejil en un colador. Lavar y colar. Trozar y dejar a un lado.

Lavar el pepino y cortarlo en rodajas finas. Dejar a un lado.

Lavar el tomate y ponerlo en un tazón. Trozar y reservar el jugo. Dejar a un lado.

Combinar la lechuga, verdes de mostaza, perejil, pepino y tomate en una juguera, y pulsar. Transferir a un vaso y añadir la cúrcuma, sal y jugo de tomate.

Refrigerar 5 minutos antes de servir.

Información nutricional por porción: Kcal: 85, Proteínas: 7.6g, Carbohidratos: 25.3g, Grasas: 1.6g

19.   Jugo Dulce de Naranja

Ingredientes:

1 naranja grande, sin piel

1 durazno grande, sin piel

1 taza chirivías, en rodajas

1 cucharadita néctar de agave

Preparación:

Lavar el durazno y cortarlo por la mitad. Remover el carozo y trozar. Dejar a un lado.

Lavar las chirivías y trozar. Dejar a un lado.

Pelar la naranja y dividirla en gajos. Dejar a un lado.

Procesar la naranja, durazno y chirivías en una juguera. Transferir a un vaso y añadir el jarabe de agave.

Agregar hielo y servir inmediatamente.

Información nutricional por porción: Kcal: 177, Proteínas: 5.2g, Carbohidratos: 53.7g, Grasas: 1.1g

20.   Jugo de Zanahoria y Kiwi

Ingredientes:

2 kiwis enteros, sin piel

1 taza zanahorias, en trozos

2 tazas repollo verde, rallado

1 pomelo entero, sin piel

1 cucharada miel cruda

Preparación:

Lavar las zanahorias y trozar. Dejar a un lado.

Pelar los kiwis y cortarlos por la mitad. Dejar a un lado.

Lavar el repollo y trozarlo. Dejar a un lado.

Lavar el pomelo y trozarlo. Dejar a un lado.

Procesar las zanahorias, kiwis, repollo y pomelo en una juguera. Transferir a un vaso y añadir la miel.

Servir inmediatamente.

Información nutricional por porción: Kcal: 219, Proteínas: 6.9g, Carbohidratos: 69g, Grasas: 1.5g

21.   Jugo de Manzana y Cantalupo

Ingredientes:

1 manzana Roja Deliciosa pequeña, sin centro

1 taza cantalupo, en cubos

1 taza col rizada fresca, en trozos

1 taza remolacha, en rodajas

¼ cucharadita jengibre, molido

Preparación:

Lavar la manzana y cortarla por la mitad. Remover el centro y trozar. Dejar a un lado.

Cortar el cantalupo por la mitad. Remover las semillas y cortar un gajo grande. Pelarlo y trozarlo. Rellenar un vaso medidor y reservar el resto en la nevera.

Lavar la col rizada bajo agua fría. Colar y trozar. Dejar a un lado.

Lavar la remolacha y recortar las partes verdes. Cortar en rodajas finas y rellenar un vaso medidor. Reservar el resto en la nevera.

Combinar la manzana, cantalupo, col rizada y remolacha en una juguera, y pulsar. Transferir a un vaso y añadir el jengibre.

Agregar hielo y servir inmediatamente.

Información nutricional por porción: Kcal: 181, Proteínas: 7g, Carbohidratos: 51.1g, Grasas: 1.4g

22.   Jugo Dulce de Pepino y Melón

Ingredientes:

1 pepino grande, en rodajas

1 gajo de melón dulce grande, en trozos

1 taza sandía, sin semillas

1 taza cantalupo, en cubos

1 cucharada miel líquida

Preparación:

Lavar el pepino y cortarlo en rodajas gruesas. Dejar a un lado.

Cortar el melón por la mitad. Remover las semillas, cortar un gajo grande y pelarlo. Trozar y poner en un tazón. Reservar el resto en la nevera.

Cortar la sandía por la mitad. Para una taza, necesitará un gajo grande. Pelar y trozar. Remover las semillas y dejar a un lado. Reservar el resto.

Cortar el cantalupo por la mitad. Remover las semillas y pulpa. Cortar dos gajos y pelarlos. Trozar y dejar a un lado.

Reservar el resto en la nevera.

Procesar el pepino, melón dulce, sandía y cantalupo en una juguera.

Transferir a un vaso y añadir la miel.

Servir inmediatamente.

Información nutricional por porción: Kcal: 201, Proteínas: 3.4g, Carbohidratos: 57.6g, Grasas: 0.8g

23. Jugo de Guayaba y Lima

Ingredientes:

1 guayaba grande, sin piel

1 lima grande, sin piel

1 pepino grande

1 palta madura, sin carozo ni piel

2 onzas agua de coco

Preparación:

Pelar la guayaba y trozarla. Dejar a un lado.

Pelar la lima y cortarla por la mitad. Dejar a un lado.

Lavar el pepino y cortarlo en rodajas gruesas. Dejar a un lado.

Pelar la palta y cortarla por la mitad. Remover el carozo y trozar. Dejar a un lado.

Procesar la guayaba, lima, pepino y palta en una juguera. Transferir a un vaso y añadir el agua de coco.

Agregar hielo y servir inmediatamente.

Información nutricional por porción: Kcal: 352, Proteínas: 7.6g, Carbohidratos: 41.6g, Grasas: 30.3g

24. Jugo de Zanahoria y Manzana

Ingredientes:

1 zanahoria grande, en rodajas

1 manzana Granny Smith pequeña, sin centro y en trozos

1 taza mango, en trozos

1 naranja mediana, en gajos

1 onza agua de coco

Preparación:

Lavar y pelar la zanahoria. Trozar y dejar a un lado.

Lavar la manzana y cortarla por la mitad. Remover el centro y trozar. Dejar a un lado.

Pelar el mango y trozarlo. Rellenar un vaso medidor y reservar el resto.

Pelar la naranja y dividirla en gajos. Dejar a un lado.

Combinar la zanahoria, manzana, mango y naranja en una juguera, y pulsar. Transferir a un vaso y añadir el agua de coco.

Servir inmediatamente.

Información nutricional por porción: Kcal: 189, Proteínas: 2.6g, Carbohidratos: 56.4g, Grasas:1.1g

25.   Jugo Dulce de Coco

Ingredientes:

½ taza agua de coco pura, sin endulzar

1 cucharadita néctar de agave

1 manzana Roja Deliciosa, sin piel y sin centro

1 alcachofa mediana, en trozos

1 taza espinaca fresca, en trozos

½ cucharadita jengibre, picado

Preparación:

Lavar la manzana y remover el centro. Trozar y dejar a un lado.

Recortar las hojas externas de la alcachofa. Trozar y dejar a un lado.

Lavar la espinaca bajo agua fría. Colar y trozar. Dejar a un lado.

Procesar la manzana, alcachofa y espinaca en una juguera.

Transferir a un vaso y añadir el jengibre, agua de coco y

néctar de agave.

Agregar hielo y servir inmediatamente.

Información nutricional por porción: Kcal: 195, Proteínas: 13.7g, Carbohidratos: 63.4g, Grasas: 1.3g

26. Jugo de Guayaba y Limón

Ingredientes:

1 guayaba entera, en trozos

2 limón enteros, sin piel

1 taza trozos de ananá

2 tazas espinaca, en trozos

½ taza agua de coco sin endulzar

Preparación:

Lavar la guayaba y trozarla.

Pelar los limones y cortarlos por la mitad. Dejar a un lado.

Cortar la parte superior del ananá y pelarlo. Trozar y reservar el resto en la nevera.

Lavar la espinaca bajo agua fría. Trozar y dejar a un lado.

Procesar la guayaba, limones, ananá y espinaca en una juguera. Transferir a vasos y añadir el agua de coco.

Agregar hielo y servir inmediatamente.

Información nutricional por porción: Kcal: 130, Proteínas: 4.8g, Carbohidratos: 43g, Grasas: 1.2g

27.   Jugo de Remolacha y Coliflor

Ingredientes:

1 taza remolachas, recortadas

1 taza verdes de remolacha, en trozos

1 taza coliflor, en trozos

1 taza chirivías, en trozos

2 cucharadas menta fresca, en trozos

Preparación:

Lavar la remolacha y recortar las partes verdes. Trozar y dejar a un lado.

Recortar las hojas externas de la coliflor. Lavar y trozar. Dejar a un lado.

Lavar las chirivías y cortar en rodajas gruesas. Dejar a un lado.

Procesar la remolacha, verdes de remolacha, coliflor y chirivías en una juguera. Transferir a vasos y decorar con menta fresca antes de servir.

Información nutricional por porción: Kcal: 166, Proteínas: 9.9g, Carbohidratos: 52.3g, Grasas: 1.5g

28. Jugo de Ananá y Menta

Ingredientes:

1 taza ananá, en trozos

1 taza menta fresca, trozada

1 taza pepino, en rodajas

1 guayaba entera, en trozos

1 onza agua de coco

Preparación:

Cortar la parte superior del ananá y pelarlo. Trozar, rellenar un vaso medidor y reservar el resto en la nevera. Dejar a un lado.

Lavar la menta y colar. Trozar y dejar a un lado.

Lavar el pepino y cortarlo en rodajas finas. Rellenar un vaso medidor y reservar el resto en la nevera.

Lavar y pelar la guayaba. Trozar y dejar a un lado.

Combinar el ananá, menta, pepino y guayaba en una juguera, y pulsar. Transferir a un vaso y añadir el agua.

Refrigerar 5 minutos antes de servir.

Información nutricional por porción: Kcal: 115, Proteínas: 3.6g, Carbohidratos: 35.2g, Grasas: 1.1g

29.　Jugo de Palta y Lima

Ingredientes:

1 taza palta, sin piel ni carozo

1 lima grande, sin piel

2 gajos de melón dulce grande

5 cucharadas menta fresca

1 rodaja de ananá mediana, en trozos

Preparación:

Pelar la palta y cortarla por la mitad. Remover el carozo y trozar. Añadirla al tazón con el melón y dejar a un lado.

Pelar la lima y cortarla por la mitad. Dejar a un lado.

Cortar el melón dulce por la mitad. Remover las semillas y cortar un gajo grande. Pelarlo, trozarlo y poner en un tazón. Reservar el resto en la nevera.

Lavar las hojas de menta y remojar por 5 minutos.

Procesar la palta, lima, melón dulce, menta y ananá en una juguera. Transferir a un vaso y servir inmediatamente.

Información nutricional por porción: Kcal: 321, Proteínas: 5.2g, Carbohidratos: 46.8g, Grasas: 22.6g

30.   Jugo de Espinaca y Manzana

Ingredientes:

½ taza espinaca, en trozos

1 manzana Gala grande, sin centro

½ cucharadita jengibre, molido

1 pepino grande

¼ taza perejil fresco, en trozos pequeños

Preparación:

Lavar la espinaca y perejil. Colar y trozar. Dejar a un lado.

Remover el centro de la manzana y trozar. Poner en un tazón y dejar a un lado.

Trozar el pepino y combinarlo con la manzana.

Trozar el perejil y verdes de ensalada, y combinarlos con los otros ingredientes.

Procesar todo en una juguera. Transferir a un vaso y añadir el jengibre.

Agregar algunos cubos de hielo antes de servir.

Información nutricional por porción: Kcal: 96, Proteínas: 3.1g, Carbohidratos: 28.7g, Grasas: 1.2g

31.   Jugo de Tomate y Espárragos

Ingredientes:

3 tomates grandes, en trozos

1 taza espárragos, recortados y en trozos

4 zanahorias grandes, en rodajas

2 calabacines medianos, sin piel y en trozos

¼ cucharadita sal

Preparación:

Lavar los tomates y cortarlos en cuartos. Reservar el jugo.

Lavar las zanahorias y trozar. Dejar a un lado.

Pelar el calabacín y remover las semillas. Trozar y dejar a un lado.

Lavar los espárragos y remover las puntas. Trozar y dejar a un lado.

Combinar los tomates, zanahorias, calabacín y espárragos en una juguera, y pulsar.

Transferir a un vaso y añadir leche para ajustar el espesor.

Agregar la sal.

Servir inmediatamente.

Información nutricional por porción: Kcal: 92, Proteínas: 5.4g, Carbohidratos: 27.3g, Grasas: 0.9g

32.   Jugo de Jengibre y Granada

Ingredientes:

1 cucharadita jengibre fresco, rallado

½ taza semillas de granada

½ taza col rizada fresca, en trozos

1 manzana Granny Smith grande, sin centro

1 cucharada néctar de agave

Preparación:

Pelar el nudo de jengibre y rallarlo. Rellenar una cuchara y reservar el resto en la nevera.

Cortar la parte superior de la granada y deslizar hacia las membranas blancas. Remover las semillas a un tazón mediano.

Lavar la col rizada. Colar y trozar. Dejar a un lado.

Lavar la manzana y remover el centro. Trozar y dejar a un lado.

Procesar la granada, col rizada y manzana en una juguera.

Transferir a vasos y añadir el jengibre. Agregar agua para ajustar el espesor, y luego el néctar de agave.

Servir inmediatamente.

Información nutricional por porción: Kcal: 194, Proteínas: 6.2g, Carbohidratos: 54.2g, Grasas: 2.4g

33.   Jugo de Limón y Chía

Ingredientes:

1 limón entero, sin piel

3 cucharadas semillas de chía

1 pimiento amarillo grande, sin semillas

1 manzana Roja Deliciosa grande, sin centro

Preparación:

Pelar el limón y cortarlo en cuartos. Dejar a un lado.

Lavar el pimiento y cortarlo por la mitad. Remover las semillas y picar.

Lavar la manzana y remover el centro. Trozar y dejar a un lado.

Combinar el pimiento, manzana y limón en una juguera. Pulsar.

Transferir a un vaso y añadir las semillas de chía. Agregar 2-3 cucharadas de agua.

Revolver y servir inmediatamente.

Información nutricional por porción: Kcal: 135, Proteínas: 4.2g, Carbohidratos: 31.3g, Grasas: 6.2g

34.   Jugo de Alcachofa y Espinaca

Ingredientes:

1 taza alcachofa, en trozos

1 taza espinaca fresca, en trozos

1 taza palta, en cubos

1 taza repollo verde, en trozos

¼ cucharadita polvo de jengibre

Preparación:

Recortar las hojas externas de la alcachofa. Trozar y rellenar un vaso medidor. Reservar el resto.

Combinar la espinaca y repollo en un colador grande. Lavar bajo agua fría y colar. Trozar y dejar a un lado.

Pelar la palta y cortar por la mitad. Remover el carozo y cortar en cubos pequeños. Rellenar un vaso medidor y reservar el resto en la nevera.

Combinar la alcachofa, espinaca, palta y repollo en una juguera, y pulsar. Transferir a un vaso y añadir el polvo de jengibre.

Refrigerar 10 minutos antes de servir.

Información nutricional por porción: Kcal: 282, Proteínas: 15.4g, Carbohidratos: 42.6g, Grasas: 23.2g

35. Jugo de Limón y Mango

Ingredientes:

2 limón enteros, sin piel y por la mitad

1 taza mango, en trozos

1 pomelo entero, sin piel y en gajos

1 manzana Roja Deliciosa pequeña, sin centro

¼ cucharadita jengibre, molido

1 cucharada néctar de agave

Preparación:

Pelar los limones y cortarlos por la mitad. Dejar a un lado.

Pelar el mango y trozarlo. Rellenar un vaso medidor y reservar el resto. Dejar a un lado.

Pelar el pomelo y dividirlo en gajos. Cortar cada gajo por la mitad y dejar a un lado.

Lavar la manzana y cortarla por la mitad. Remover el centro y trozar. Dejar a un lado.

Combinar el limón, mango, pomelo y manzana en una

juguera, y pulsar. Transferir a un vaso y añadir el jengibre, leche y néctar de agave.

Añadir algunos cubos de hielo y servir inmediatamente.

Información nutricional por porción: Kcal: 155, Proteínas: 4.5g, Carbohidratos: 23.8g, Grasas: 1.8g

36.   Jugo de Jengibre y Ciruela

Ingredientes:

1 ciruela entera, en trozos

¼ cucharadita jengibre, molido

1 taza cantalupo, en trozos

1 taza menta fresca, trozada

1 naranja grande, sin piel

Preparación:

Cortar el cantalupo por la mitad. Remover las semillas y pulpa. Cortar y pelar un gajo grande. Trozar y rellenar un vaso medidor. Reservar el resto en la nevera.

Lavar la menta bajo agua fría. Trozar y dejar a un lado.

Pelar la naranja y dividirla en gajos. Cortar cada gajo por la mitad y dejar a un lado.

Lavar la ciruela y cortarla por la mitad. Remover el carozo y trozar. Dejar a un lado.

Combinar la ciruela, cantalupo, menta y naranja en una juguera, y pulsar. Transferir a un vaso y añadir el jengibre.

Servir inmediatamente.

Información nutricional por porción: Kcal: 151, Proteínas: 4.4g, Carbohidratos: 45.6g, Grasas: 0.9g

37.   Jugo Agrio de Fuji y Canela

Ingredientes:

1 manzana Fuji grande, sin centro

1 lima entera, sin piel

¼ cucharadita canela molida

1 taza sandía, en trozos

1 banana grande, en trozos

1 taza menta fresca, trozada

Preparación:

Lavar la manzana y cortarla por la mitad. Remover el centro y trozar. Dejar a un lado.

Pelar la lima y cortarla por la mitad. Dejar a un lado.

Lavar la menta bajo agua fría. Colar y trozar. Dejar a un lado.

Cortar la sandía por la mitad, cortar un gajo grande y pelarlo. Trozar, remover las semillas y rellenar un vaso medidor. Dejar a un lado.

Pelar la banana y trozarla. Dejar a un lado.

Combinar la manzana, lima, sandía, banana y menta en una juguera, y pulsar. Transferir a un vaso y añadir la canela.

Agregar hielo picado y servir inmediatamente.

Información nutricional por porción: Kcal: 236, Proteínas: 4.6g, Carbohidratos: 66.4g, Grasas: 1.1g

38.   Jugo de Limón y Miel

Ingredientes:

1 limón entero, sin piel

1 cucharadita miel líquida

1 taza pomelo, en trozos

2 naranjas grandes, sin piel

¼ cucharadita de jengibre, molido

Preparación:

Pelar el limón y cortarlo en cuartos. Dejar a un lado.

Pelar el pomelo y dividirlo en gajos. Cortar cada gajo por la mitad y dejar a un lado.

Pelar las naranjas y dividirlas en gajos. Dejar a un lado.

Lavar las hojas de col rizada y trozarlas.

Procesar el limón, pomelo y naranjas en una juguera. Transferir a vasos y añadir agua para ajustar el espesor. Agregar la miel líquida y el jengibre.

Servir inmediatamente.

Información nutricional por porción: Kcal: 128, Proteínas: 7.3g, Carbohidratos: 34.5g, Grasas: 1.1g

39.   Jugo de Naranja y Canela

Ingredientes:

1 naranja grande, sin piel

2 zanahorias grandes, en rodajas

1 taza frutillas frescas

2 manzanas Granny Smith grandes, sin centro

¼ cucharadita canela molida

Preparación:

Pelar la naranja y dividirla en gajos. Dejar a un lado.

Lavar las zanahorias y trozarlas. Dejar a un lado.

Lavar las frutillas y cortarlas por la mitad. Dejar a un lado.

Lavar las manzanas y cortarlas por la mitad. Remover el centro y trozar. Dejar a un lado.

Procesar la naranja, zanahorias, frutillas y manzanas en una juguera. Transferir a un vaso y añadir la canela. Puede añadir agua.

Refrigerar 15 minutos antes de servir.

Información nutricional por porción: Kcal: 104, Proteínas: 3.9g, Carbohidratos: 31.2g, Grasas: 1.1g

40. Jugo de Granada y Lima

Ingredientes:

1 taza semillas de granada

1 lima entera, sin piel

1 manzana Granny Smith pequeña, sin centro

1 taza arándanos

¼ cucharadita jengibre, molido

2 onzas agua

Preparación:

Cortar la parte superior de la granada y deslizar hacia la membrana blanca. Remover las semillas a un vaso medidor y dejar a un lado.

Pelar la lima y cortarla por la mitad. Dejar a un lado.

Lavar la manzana y cortarla por la mitad. Remover el centro y trozar. Dejar a un lado.

Lavar los arándanos usando un colador y colar. Dejar a un lado.

Combinar las semillas de granada, lima, manzana y arándanos en una juguera, y pulsar. Transferir a un vaso y añadir el jengibre y agua.

Refrigerar 5 minutos antes de servir.

Información nutricional por porción: Kcal: 206, Proteínas: 3.3g, Carbohidratos: 61.1g, Grasas: 1.8g

41.   Jugo de Jengibre y Banana

Ingredientes:

1 banana, en rodajas

¼ cucharadita polvo de jengibre

1 tallo de apio grande, en trozos

1 manzana Granny Smith grande, sin centro

1 cucharada jugo de aloe

1 taza pepino, en rodajas

Preparación:

Pelar y trozar la banana. Dejar a un lado.

Lavar el tallo de apio y trozarlo. Dejar a un lado.

Lavar la manzana y cortarla por la mitad. Remover el centro y trozar. Dejar a un lado.

Lavar el pepino y cortarlo en rodajas finas. Rellenar un vaso medidor y reservar el resto. Dejar a un lado.

Combinar la banana, apio, manzana y pepino en una juguera, y pulsar.

Transferir a un vaso y añadir el jugo de aloe y jengibre.

Agregar hielo picado y servir inmediatamente.

Información nutricional por porción: Kcal: 174, Proteínas: 2.7g, Carbohidratos: 50.3g, Grasas: 0.8g

42. Jugo de Pepino y Calabacín

Ingredientes:

1 taza pepino, en rodajas

1 calabacín pequeño, en trozos

1 taza berro, en trozos

1 taza chirivías, en rodajas

¼ cucharadita jengibre, molido

1 onza agua

Preparación:

Lavar el berro bajo agua fría. Colar y trozar. Dejar a un lado.

Lavar el pepino y cortarlo en rodajas finas. Rellenar un vaso medidor y reservar el resto. Dejar a un lado.

Pelar el calabacín y cortarlo en rodajas finas. Dejar a un lado.

Lavar las chirivías y remover las partes verdes. Pelar y cortar en rodajas. Dejar a un lado.

Combinar el berro, pepino, calabacín y chirivías en una juguera, y pulsar. Transferir a un vaso y añadir el agua y jengibre.

Agregar hielo y servir inmediatamente.

Información nutricional por porción: Kcal: 100, Proteínas: 4.2g, Carbohidratos: 29.9g, Grasas: 0.9g

43.   Jugo de Manzana y Jengibre

Ingredientes:

1 manzana Dorada Deliciosa pequeña, sin centro

1 nudo de jengibre pequeño, sin piel y en rodajas

1 pera pequeña, sin centro y en trozos

1 banana mediana, sin piel y en trozos

1 taza espinaca fresca, en trozos

Preparación:

Lavar la manzana y cortarla por la mitad. Remover el centro y trozar. Dejar a un lado.

Pelar el nudo de jengibre y trozarlo. Dejar a un lado.

Lavar la pera y remover el centro. Trozar y dejar a un lado.

Pelar la banana y trozarla. Dejar a un lado.

Lavar la espinaca bajo agua fría. Colar y trozar. Dejar a un lado.

Combinar la manzana, jengibre, pera, banana y espinaca en una juguera, y pulsar. Transferir a un vaso y refrigerar por 10-15 minutos antes de servir.

Información nutricional por porción: Kcal: 247, Proteínas: 1.7g, Carbohidratos: 73.9g, Grasas: 1.7g

44. Jugo de Menta y Cantalupo

Ingredientes:

1 manzana Roja Deliciosa pequeña, sin centro

1 gajo grande de cantalupo, en trozos

1 taza menta fresca, en trozos

1 taza verdes de mostaza, en trozos

1 onza leche

Preparación:

Cortar el cantalupo por la mitad. Cortar un gajo grande y pelarlo. Trozar y dejar a un lado. Reservar el resto en la nevera.

Combinar la menta y verdes de mostaza en un colador, y lavar bien. Colar y trozar. Dejar a un lado.

Lavar la manzana y cortarla por la mitad. Remover el centro y trozar. Dejar a un lado.

Combinar el cantalupo, menta, manzana y verdes de mostaza en una juguera, y pulsar.

Transferir a un vaso y añadir el agua. Refrigerar 10 minutos antes de servir.

Información nutricional por porción: Kcal: 152, Proteínas: 5.6g, Carbohidratos: 41.7g, Grasas: 1.3g

COMIDAS

1.   Cubos de hielo de salvia

Son buenos para curar el dolor de garganta. Tiene algunas vitaminas importantes para su recuperación. Es frío, pero hace su trabajo muy bien. Mejora su sistema inmune inmediatamente.

Ingredientes (para dos personas):

½ puñado / bolsa de salvia fresca o seca, de la farmacia

Preparación:

Hervir agua, agregar la salvia y dejar enfriar. Verter sobre un tamiz. Utilice moldes de hielera. No haga el hielo muy grande, para que no sea incómodo en la boca. Coma el hielo de salvia cada media hora / una hora de ser necesario.

Información Nutricional:

Por Porción:

50 kcal, 150 kJ, 6g proteína, 0g grasas, 5g carbohidratos

2.   Sopa de Cebolla

La cebolla es un truco viejo para los dolores de garganta. Esta receta casera es ideal para esta ocasión. Fácil de preparar, e incluso mejor para curar a sus hijos también. Es baja en calorías, pero las cebollas le brindan las vitaminas que necesita.

Ingredientes (para dos personas):

6 cebollas,

0.25 litros de vino blanco,

1 vaso caldo vegetal,

1 chile,

Mezcla de hierbas frescas

Preparación:

Cortar las cebollas en tiras y freír junto con el chile trozado en aceite de oliva, para que doren. Glasear luego con el vino blanco y rellenar con el caldo vegetal. Sazonar con sal, pimienta y polvo de ajo.

La sopa también es deliciosa si se gratina. Rociar queso sobre la sopa y hornear a 180 grados en el horno hasta que el queso se haya dorado.

Información Nutricional:

Por Porción:

250 kcal, 200 kJ, 8g proteína, 5g grasas, 9g carbohidratos

3.   Algo para el dolor de garganta y la tos

Ligero y fácil de preparar. Ayuda a prevenir y curar el dolor de garganta. Un poco de azúcar en su cuerpo hará el trabajo en esta pelea ante las bacterias. Muy delicioso, todos aman esta receta casera.

Ingredientes (para dos personas):

100g rábano blanco

1 cucharadita Miel líquida

Preparación:

Pelar el rábano y hacer un agujero de unos dos cm. Dejar reposar. Rellenar con la miel y dejar infundir por 3-4 horas. Tomar una cucharada varias veces al día. Al final, puede comerse el remanente de rábano. Delicioso.

Información Nutricional:

Por Porción:

200 kcal, 300 kJ, 8g proteína, 0g grasas, 5g carbohidratos

4.   Sopa de Ajo de Mallorca

Cocina liviana, baja en calorías y grasas. El ajo es, nuevamente, un eliminador del dolor de garganta ideal. Cocina fácil hecha para todos. Disfrute de la sopa en todo momento del día.

Ingredientes (para dos personas):

12 dientes de ajo,

2 tostadas de trigo, en migajas,

2 cucharadas de aceite de oliva,

2 tomates pelados, cortados en cubos,

1/2 litro de caldo vegetal,

1/2 hoja de laurel,

1/4 cucharadita orégano,

1/2 pizca de polvo de chile,

1/2 cucharada perejil, trozado finamente

Preparación:

Saltear el ajo y el pan en aceite de oliva. Agregar los

tomates y hervir revolviendo. Verter el caldo de vegetal, y sazonar con la hoja de laurel, orégano y chile. Hervir a fuego lento, cubierto, por 20 minutos, hasta que los dientes de ajo estén blandos.

Remover la hoja de laurel, hacer puré la sopa con una batidora manual, colar y servir adornado con perejil.

Información Nutricional:

Por Porción:

280 kcal, 200 kJ, 7g proteína, 2g grasas, 6g carbohidratos

## 5.	Sopa para la garganta / caldo con jengibre

El nombre lo dice todo, una gran sopa contra el dolor de garganta. Una sopa caliente y sabrosa con un montón de vitaminas, y sin grasas ni calorías. El jengibre es muy saludable, ayuda en muchos casos. Cocina fácil, súper sabrosa.

Ingredientes (para dos personas):

3 zanahorias,

1/4 apio,

1/2 pieza de jengibre,

1 1/2 chiles, resecos,

1 1/2 rama de puerro,

2 huesos espinales de carne vacuna,

1/2 puñado de perejil,

2 litros de agua

Preparación:

Hervir el agua en una cacerola grande. Añadir los huesos de vaca. Cortar el apio y las zanahorias en tiras de 3cm y agregarlas. Lavar el puerro y cortarlo en piezas de 1cm y añadirlo. Pelar el jengibre y cortar en tiras finas. Trozar los chiles y el perejil y añadirlos también. Hervir y sazonar luego de unas dos horas con sal, pimienta y caldo vegetal.

Contra el dolor de garganta, es recomendado filtrar el contenido y beber el caldo varias veces al día. Sabe picante, pero hace bien.

Información Nutricional:

Por Porción:

100 kcal, 400 kJ, 5g proteína, 0g grasas, 7g carbohidratos

6. La mejor sopa de pollo del mundo

Esta sopa lo hará transpirar, pero la ayuda es garantizada ya que la mucosa se descongestiona y las hierbas también tienen un efecto desinfectante y levemente antibiótico. Sin embargo, no reemplaza la visita al doctor si no hubiese mejora en 3 días.

Ingredientes (para dos personas):

1 paquete menudos de pollo,

1 puñado de vegetales para sopa,

1/2 cucharadita saborizante,

1 cucharadita salvia,

1 cucharadita tomillo,

1 pizca de sal y pimienta,

100ml agua

Preparación:

Pelar y lavar los verdes, luego cortarlos en piezas y ponerlos junto con el menudo en una cacerola. Verter agua y saborizante, y salvia y tomillo (fresco o seco). Hervir la sopa y cocinar por 30-40 minutos a fuego medio. Luego de cocinar, verter la sopa en un tamiz y sazonar el caldo con sal y pimienta.

Información Nutricional:

Por Porción:

300 kcal, 410 kJ, 6g proteína, 3g grasas, 8g carbohidratos

7.   Queso de cabra grillado con ensalada

Liviano, estimula el metabolismo y es ideal para la rutina matutina. Impulsa su sistema inmune. Ideal para cada comida, incluso desayuno o cena. Una receta deliciosa.

Ingredientes (para dos personas):

120 g queso de cabra blando,

2 cucharadita pesto,

2 rodajas de pan de trigo,

70 g rúcula

80 g mix de hojas de ensalada,

2 tomates

1 cebolla pequeña,

2 cucharadita aceite de nuez,

1 cucharadita vinagre balsámico de miel,

1 pizca de sal,

1 pizca de pimienta,

100g albahaca fresca

Preparación:

Esparcir el pesto sobre el pan y cubrir con queso blando.

Lavar y cortar el tomate en rodajas. Hacer un aderezo de ensalada con la cebolla en cubos, aceite, vinagre, miel y especias, y verter sobre la ensalada.

Asar el pan con queso por unos 5 minutos en el horno hasta que el queso esté blando pero no derretido.

Decorar con hojas de albahaca.

Información Nutricional:

Por Porción:

400 kcal, 250 kJ, 8 g proteína, 4g grasas, 2g carbohidratos

8. Jugo de Cebolla y Miel para el dolor de garganta

Un asesino del dolor de garganta. Tiene un poco de azúcar y las vitaminas de la cebolla. Ideal para cualquier edad, los chicos también aman esta receta casera con tradición familiar antigua.

Ingredientes (para dos personas):

2 cebollas,

Miel

Preparación:

Trozar la cebolla bien y poner en un bowl. Cubrir con miel y dejar reposar por la noche.

¡Tomar 3 cucharaditas del jugo y podrá olvidarse del dolor de garganta!

Información Nutricional:

Por Porción:

420 kcal, 400 kJ, 3g proteína, 0g grasas, 7g carbohidratos

9.   Sopa de Papa

Caliente es lo mejor. Calienta su garganta y le provee suficientes vitaminas y energía. Fácil de hacer, pero duradera, y amará esta receta curadora.

Ingredientes (para dos personas):

1/2 kg papas,

2 zanahorias,

1/2 puñado de verdes para sopa,

1 cucharada caldo vegetal, instantáneo,

1 1/2 Par de salchichas,

Agua

Preparación:

Pelar y trozar las papas y la zanahoria. Trozar también los verdes. No necesitan ser del mismo tamaño. Poner todo en una cacerola con suficiente agua para tapar levemente los vegetales y cocinar. Unir todo con una procesadora. Sazonar con sal y caldo vegetal nuevamente, y diluir con agua si la sopa es muy espesa.

Información Nutricional:

Por Porción:

420 kcal, 400 kJ, 3g proteína, 0g grasas, 7g carbohidratos

10. Cebollas Caramelizadas

Esta receta podría sonar rara a primera vista, pero en realidad es muy sabrosa. Puede comerla fría o caliente, ambas opciones son deliciosas. Cura el dolor de garganta de inmediato y mejora su sistema inmune. Las vitaminas en esta receta le proveerán con mucha energía, la cual necesita durante el combate contra el dolor de garganta.

Ingredientes (para dos personas):

12 cebollas medianas/grandes,

12 cucharadas aceite, sin sabor,

12 cucharadas azúcar,

2 pizcas de sal

Preparación:

Pelar las cebollas y cortar en cuartos. Calentar el aceite en una sartén y saltear la cebolla hasta que esté blanda. Agregar el azúcar y sal y caramelizar hasta un tono levemente marrón.

Servir frío o caliente.

Información Nutricional:

Por Porción:

390 kcal, 400 kJ, 4g proteína, 4g grasas, 9g carbohidratos

11.   Sopa de Zanahoria con jengibre y chile

En China, los doctores proveen planes dietarios en vez de prescribir medicinas. Claro, hay un número increíble de formas de combatir el dolor de garganta. Comerla mientras está caliente y obtendrá lo mejor de esta receta.

Ingredientes (para dos personas):

6-8 zanahorias

1 cebolla

3 dientes de ajo

1 pieza de jengibre

1 chile rojo fresco

100 g arroz fragante

1 tallo hierba de limón

500 ml caldo (los cubos de caldo sirven)

1 can de leche de coco

1 cucharadita comino

1.5 cucharadita cardamomo

Un poco de nuez moscada

1 cucharadita sauce

1 puñado de cilantro fresco

1 puñado de albahaca fresca

1/2 lima

1 cucharadita aceite

Preparación:

Pelar y trozar la cebolla, ajo, zanahoria y jengibre. Cortar el chile por la mitad longitudinalmente y remover las semillas. Cortar en medios anillos finos. Calentar 3 cucharadas de aceite en una cacerola grande y saltear la cebolla, ajo, chile y jengibre a fuego medio.

Agregar el caldo y arroz, aplastar la hierba de limón contra un cuchillo y añadir a la cacerola. Hervir brevemente, agregar las zanahorias y sazonar con comino, cardamomo y nuez moscada molida.

Bajar el juego y cocinar por 10-15 minutos. Una vez que el arroz y las zanahorias estén casi blandas, agregar leche de coco y hacer un puré. Añadir el jugo de media lima y sazonar con sal. Puede agregar más chile si lo desea.

Información Nutricional:

Por Porción:

320 kcal, 330 kJ, 7g proteína, 3g grasas, 8g carbohidratos

12. Hielo de Miel y Vainilla

No importa que sea una comida fría, aun así ayuda con el dolor de garganta, especialmente por la miel. No durará mucho por ser tan delicioso. El hielo casero siempre es una buena idea, y si es saludable, aún mejor.

Ingredientes (para dos personas):

1 huevo,

50 g miel,

1/8-liter crema dulce,

1/2 vaina de vainilla,

1 cucharadita Canela

Preparación:

Mezclar las yemas de huevo y miel, agregar la vainilla y la canela. Batir las claras de huevo. Añadir la crema a la mezcla de yema y miel, y verter las claras de huevo gentilmente. Rellenar un molde de hielo y frisar. Agregar un cuarto de helado.

Información Nutricional:

Por Porción:

400 kcal, 450 kJ, 9g proteína, 4g grasas, 5g carbohidratos

13. Espinaca con cebollas

Deliciosa combinación de dos bombas de vitamina. Una receta muy sabrosa que cura todo dolor de garganta hasta el fin. Muy baja en calorías, así que no ganará peso. Disfrútela con la familia entera o incluso como una cena con amigos.

Ingredientes (para dos personas):

400 g espinaca fresca o 300 g espinaca congelada,

1 cebolla mediana,

 Jengibre fresco, 3 cm,

1 diente de ajo,

2 cucharadas de aceite o ghi,

1/8 cucharadita pimentón rojo,

1/2 cucharadita comino molido,

1/2 cucharadita cúrcuma molida,

1/2 cucharadita cilantro molido,

62 1/2 g crema,

1 pizca de sal

Preparación:

Limpiar, lavar y secar la espinaca. Pelar las cebollas y cortar en anillos finos. Pelar el jengibre y rallar. Pelar el ajo y mezclarlo con el jengibre. Agregar el ghi en una cacerola. Añadir las cebollas y freír hasta que estén oscuras a fuego medio. Agregar el jengibre y ajo y freír otro medio minuto. Luego añadir el pimentón, comino, cúrcuma y cilantro, y freír por 1 minuto. Sazonar la espinaca, y cocinar a fuego medio por 15 minutos. Verter la crema.

Información Nutricional:

Por Porción:

200 kcal, 410 kJ, 9g proteína, 3g grasas, 7g carbohidratos

14.   Carne con cebollas

Un poco de carne combinada con cebolla es una forma muy efectiva de ganarle al dolor de garganta. Tiene muchas proteínas por la carne. Baja en calorías y llena de energía, que es necesaria para su cuerpo en este período. Muy deliciosa.

Ingredientes (para dos personas):

250g carne (lomo o bife),

2 1/2 cebollas medianas

1/2 puñado de cebollas de verdeo

1 1/2 diente de ajo,

1 1/2 cucharadas salsa

1/2 cucharada de Sambal oelek

1 1/2 cucharadas aceite, sin sabor, de girasol

125 g brotes de soja

125 ml caldo,

1/2 cucharada de maicena

Preparación:

Cortar la carne en tiras, mezclar con el aceite, salsa, ajo y el Sambal Olek y dejar reposar por 30 minutos. Cortar las cebollas en anillos muy finos. Poner aceite en un wok, freír las cebollas hasta que empiecen a oscurecer. Remover del wok y freír la carne con la marinada. Mezclar la maicena con el caldo para que no se formen grumos, agregar a la carne y hervir.

Información Nutricional:

Por Porción:

410 kcal, 500 kJ, 10g proteína, 4g grasas, 8g carbohidratos

15. Sopa de Pescado

El pescado está lleno de proteínas, todos lo saben. Por ello es lo mejor para su sistema inmune durante este período en que combate el molesto dolor de garganta. Debe comerlo muy caliente, para que el efecto sea mejor.

Ingredientes (para dos personas):

433 g filetes de pescado (salmón, tilapia, victoria, perca)

50 g camarones

33.3 g cangrejo de río

0.33 Repollo crujiente

0.17 cebolla,

0.33 chiles rojos grandes, frescos

0.67 dientes de ajo,

0.67 cucharadita aceite,

Un poco de pasta de langosta y pasta de crustáceos

0.67 cup crema fresca

0.67 vaso de caldo de pescado

100ml vino blanco

0.67 limón

1 pizca eneldo

1 pizca de sal

Preparación:

Cortar los vegetales para sopa (2 zanahorias grandes, apio, medio puerro) y la cebolla en cubos iguales, trozar el ajo y el chile. Saltear todo junto en aceite. Añadir 200 ml de vino blanco y dejar reducir un poco. Agregar al caldo de pescado la misma cantidad de agua. Verter la pasta de langosta y crustáceos y la crema fresca. Sazonar con sal. Hervir todo. Añadir los filetes de pescado cortados en piezas pequeñas, los camarones y el cangrejo, y dejar hervir a fuego lento por 15 minutos.

Información Nutricional:

Por Porción:

290 kcal, 400 kJ, 11g proteína, 4.5g grasas, 8g carbohidratos

16.   Sopa Rusa de Verano

Lo que es especial acerca de esta receta sabrosa de sopa, es que puede comerla como una comida fría, es por ello que se la llama sopa de verano. Incluso fría, ayuda contra el dolor de garganta porque tiene muchos vegetales en ella. Deliciosa.

Ingredientes (para dos personas):

2 papas grandes

0.33 Anillos de carne o pollo

2 huevos,

0.33 puñado de rábanos,

0.33 pepino

0.33 manojo de cebollines

0.33 puñado de eneldo,

0.67 taza crema agria

0.67 cucharada de vinagre a gusto

1 pizca de sal y pimienta negra

0.67 litros de agua

Preparación:

Cocinar las papas y huevos con cáscara. Dejar enfriar y pelar. Combinar todos los **Ingredientes** cortados en piezas pequeñas. Poner todo en una cacerola y mezclar con el agua, crema agria y especias. Debe reposar por 2 a 4 horas, y puede también quedar en el refrigerador por la noche.

Información Nutricional:

Por Porción:

250 kcal, 300 kJ, 6g proteína, 3g grasas, 7g carbohidratos

17.   Torta de cebolla y puerro

Una receta casera sabrosa de torta que está llena de nutrientes. Muy baja en calorías, impulsa su cuerpo, lo que es perfecto para una situación de dolor de garganta. Fácil de hacer y puede consumirla cuando quiera durante el día.

Ingredientes (para dos personas):

500g harina

20 g of levadura,

1/2 cucharadita azúcar

40 ml aceite,

1 huevo,

150 ml leche

1 cucharadita sal

1250 g cebollas, peladas

2 puerros

100 g margarina,

200g crema fresca,

150 g de yogurt natural

4 huevos,

100 g pavo

3 cucharadas harina,

2 cucharadita sal,

1/4 cucharadita paprika,

1/2 cucharadita comino,

1/4 cucharadita nuez moscada,

1 pizca de pimienta negra molida

4 cucharadas pan rallado,

Preparación:

Poner la harina en un tazón, hacer un hueco y verter la levadura con media cucharada de azúcar. Cubrir con agua. Dejar reposar por 30 minutos. Agregar el aceite, huevo, sal y leche, y hacer una masa suave. Poner en un lugar tibio y dejar reposar, cubierto, por 2 horas.

Mientras tanto, freír la cebolla y margarina. Dejar enfriar y luego añadir el puerro y los otros **Ingredientes** (yogurt, crema fresca, huevos, harina, especias), excepto el pavo. Dividir la masa en 2 mitades y amasar hasta obtener un espesor de 3-4mm. Poner en un molde de torta una masa de 3 cm de alto.

Rociar con pan rallado y agregar la mitad de la mezcla de cebolla y puerro. Rociar con el pavo en cubos y hornear por 20-25 minutos a 200 grados.

Información Nutricional:

Por Porción:

390 kcal, 500 kJ, 8g proteína, 4g grasas, 6g carbohidratos

18.   Miel y Nueces

Deliciosa y nutritiva receta casera para toda ocasión. Pruébela. No lleva mucho tiempo y es muy sabrosa. Llena de vitaminas, especialmente por la miel.

Ingredientes (para 1 porción):

500 g nueces,

500g miel de acacia

2 cucharadas brandy

Preparación:

Mezclar las nueces trozadas con la miel y el brandy. Verter en vasos pequeños y dejar reposar por 2 semanas.

Esta preparación es buena para refinar ensaladas frutales, yogurt, y para poner sobre pan.

Información Nutricional:

Por Porción:

350 kcal, 510 kJ, 7g proteína, 0g grasas, 7g carbohidratos

19.   Cebollas balsámicas

Antipasto como los italianos. Un poco de cocina italiana en su pelea contra el dolor de garganta. Muy saludable y deliciosa para cualquier ocasión. No tiene grasas o calorías, pero sí mucha energía, que es ideal en esas situaciones.

Ingredientes (para dos personas):

250 g chalotes

1 cucharada de miel líquida

20 ml aceite,

4 cucharadas balsámico

1 pizca de sal y pimienta,

2 ramitas de tomillo fresco

Preparación:

Pelar los chalotes y cortar por la mitad longitudinalmente. Poner la miel y el aceite en una sartén antiadherente. Cocinar los chalotes, agregar sal, pimienta y tomillo, y freír a fuego medio por 2 minutos, revolviendo ocasionalmente. Glasear los chalotes con aceite balsámico y cocinar a fuego mínimo por otros 4 minutos.

Información Nutricional:

Por Porción:

100 kcal, 350 kJ, 8g proteína, 0g grasas, 9g carbohidratos

20. Barras de Miel

Un snack genial para todo el día. Durante el trabajo, colegio o incluso en casa, ayuda contra el dolor de garganta y está lleno de nutrientes. Lleva unos 15 minutos hacerlo, pero vale el tiempo. Delicioso.

Ingredientes (para dos personas):

240 g harina

600 g avena

4 cucharadita canela,

400 g of miel,

240 g salsa de manzana sin azúcar

200g pasas de uva,

6 cucharadas semillas de girasol

Preparación:

Mezclar la harina, avena y canela, agregar la miel y salsa de manzana y mezclar bien. Añadir las pasas de uva y semillas de girasol.

En una fuente de hornear, esparcir la masa, y hornear en un horno precalentado a 175 grados, por unos 20 minutos.

Dejar enfriar por 20 minutos y cortar en tiras de 2x4 cm.

Información Nutricional:

Por Porción:

300 kcal, 420 kJ, 9g proteína, 1g grasas, 6g carbohidratos

21.   Marinada de miel y mostaza

Una forma deliciosa de curar el dolor de garganta y disfrutar un fin de semana grillado con amigos y familia. La miel tiene todos los **Ingredientes** que necesita en cualquier resfrío. Receta rápida.

Ingredientes (para dos personas):

16 cucharadas de mostaza

8 cucharadas miel,

4 cucharadita curri,

2 cucharadita sal marina

2 dientes de ajo,

1 cucharadita ralladura de limón

2 cucharadita chile,

1 cucharadita pimienta negra

2 vasos de agua

Preparación:

Mezclar bien todos los **Ingredientes**. La marinada va bien con carne (bife, pollo) y pescado.

Dejar la marinada reposar con la carne/pescado por 1 hora antes de grillar. Cuanto más tiempo repose, mejor.

Información Nutricional:

Por Porción:

300 kcal, 250 kJ, 6g proteína, 1g grasas, 8g carbohidratos

22. Sopa de Vegetales

Una sopa de vegetales clásica sin grasas y muchos nutrientes. Ideal para resfríos o durante dietas. Cómala y recuerde los días en que era solo un niño sin preocupaciones.

Ingredientes (para 2 L):

1 cucharada aceite de oliva,

1 cebolla,

600 g vegetales (por ej.: 1 puerro, 2 zanahorias, 1 tallo de apio, ½ cabeza de coliflor)

1 pizca de sal marina

100g hierbas frescas

1 pizca de pimienta

Preparación:

Lavar y cortar los vegetales en trozos pequeños. Calentar el aceite en una sartén, saltear los vegetales y luego verter 2 litros de agua. Cocinar por unos 45 minutos a fuego bajo, y luego filtrar los sólidos.

Sazonar con hierbas frescas, pimienta y un poco de sal marina.

Información Nutricional:

Por Porción:

20 kcal, 50 kJ, 2g proteína, 1g grasas, 0.5g carbohidratos

23.   Sopa Vikinga

Comida caliente para la época fría, llena de vitaminas, que impulsa su sistema inmune de la forma que debería. Muy deliciosa y sin grasas y calorías.

Ingredientes (para dos personas):

0.33 kg papas, en cubos

0.33 kg zanahorias, rebanadas

1 nabo en cubos

0.67 litro de caldo vegetal,

0.33 taza crema,

0.67 puñado de perejil

0.33 pizca de azúcar

1.33 cucharadas harina,

Para las bolas de masa:

83.3 g carne molida,

0.67 salchichas,

0.33 cebolla, en cubos pequeños

0.33 pizca de pimienta,

0.33 huevo,

1 cucharada pan rallado

Preparación:

Mezclar los **Ingredientes** para las bolas de carne y formarlas. Freír en un poco de aceite y dejar a un lado.

Agregar los vegetales y el caldo a una cacerola y cocinar. Mezclar la crema con la harina y añadir a la sopa para espesarla. Agregar las bolas de carne y perejil a la sopa, sazonar con sal y una pizca de azúcar.

Información Nutricional:

Por Porción:

320 kcal, 650 kJ, 9g proteína, 1g grasas, 5g carbohidratos

24.   Varillas de Cebolla escamosa

Un snack para cualquier ocasión. Varillas saludables sin grasas ni calorías. Fáciles de hacer, ayudan con el dolor de garganta. Llenas de componentes saludables, como vitaminas, para su cuerpo.

Ingredientes (para dos personas):

1 paquete de escamas, enrolladas

1 paquete mezcla lista para sopa de cebolla

1 taza crema agria

Preparación:

Mezclar la crema con la sopa de cebolla. Esparcir las escamas. Poner la mezcla en el fondo. Poner la mitad superior de la mezcla. Cortar tiras de 1 cm y poner en una fuente de hornear. Cocinar a 180 grados por 20 minutos hasta que estén dorados.

Antes de hornear, puede espolvorear queso rallado sobre las varillas

Información Nutricional:

Por Porción:

290 kcal, 410 kJ, 5g proteína, 1g grasas, 6g carbohidratos

25.   Pollo con vinagre y miel

El pollo tiene proteínas, es muy saludable y súper sabroso con esta mezcla. Receta casera deliciosa con un poco de tradición en cada religión. Los chicos amarán esta comida, y ayuda a curar el dolor de garganta.

Ingredientes (para dos personas):

1 pechuga de pollo con hueso,

16.7 g pavo

2 dientes de ajo,

1 cucharada aceite (aceite de oliva),

0.67 hojas de laurel,

0.33 rama de romero,

0.67 cucharada miel,

1 cucharada balsámico

83.3 gramos de champiñones

Preparación:

Cortar el pavo en tiras y freír con el ajo en aceite. Asar las hierbas. Freír el pollo en piezas en el remanente de jugos de la carne, agregar aceite si es necesario. Mezclar la miel y el vinagre, cepillar la carne con él, agregar la mezcla de pavo y hervir por 1 hora a fuego bajo. De vez en cuando, agregar un poco de agua, según sea necesario. Añadir los champiñones en cuartos 20 minutos antes de terminar de cocinar. Sazonar con pimienta.

Información Nutricional:

Por Porción:

360 kcal, 400 kJ, 8g proteína, 3g grasas, 7g carbohidratos

26. Tarta de calabaza con cebollas y queso feta

El queso feta contiene **Ingredientes** saludables en su estructura, como proteínas o carbohidratos. Es una receta muy saludable que combate el dolor de garganta, ayudando inmediatamente. No lleva mucho tiempo hacerla, y es deliciosa.

Ingredientes (para dos personas):

113 g harina,

1/4 paquete de levadura seca

1/4 cucharadita sal

1/4 cucharadita azúcar

56 1/4 ml agua tibia

87 1/2 g queso crema

62 1/2 g crema agria

62 1/2 g pulpa de calabaza

1/4 yema

Sal

Pimienta

37 1/2 g cebollas,

1 rama de tomillo

Preparación:

Mezclar la harina con la levadura, sal y azúcar, y amasar con agua para formar una masa. Dejar cubierto en un lugar tibio por 30 minutos. Cortar en 8 porciones y formar tortitas. Poner queso feta encima. Cortar la calabaza en rodajas de 2mm. Pelar las cebollas y cortar finamente.

Mezclar la crema agria con la yema de huevo, sal y pimienta. Esparcir en la masa. Poner la calabaza y las cebollas encima. Hornear a 220 grados hasta que dore, por unos 10-15 minutos. Espolvorear con tomillo.

Información Nutricional:

Por Porción:

392 kcal, 460 kJ, 5g proteína, 3g grasas, 8g carbohidratos

27.   Espinaca con huevo en lentes de papa

¡Cuanto más coma de él, más peso usted pierde! La espinaca es una bomba cuando se trata de una nutrición saludable. Lleno de proteínas, carbohidratos y energía. Combinado con las otras verduras, no se puede mejorar realmente.

Ingredientes (para dos personas):

200 g papas,

1 cebolla,

1 cucharada canola aceite,

1 diente de ajo,

80 g de lentejas,

¼ l de vegetales,

100 g de tomate de la lata,

1 vinagre de cucharada,

300 g espinacas (congeladas),

1 El aceite de colza,

4 huevos,

1 pizca de sal,

1 pizca de pimienta,

1 pizca de tomillo,

1 pizca de pimienta de cayena

Preparación:

Pelar las papas y cortar en cubos medianos, y la cebolla en cubos.

Calentar el aceite en una sartén, saltear la mitad de las cebollas y el diente de ajo sin pelar, añadir las lentejas y cocinar brevemente.

Vierta con el caldo y cocine durante unos 10 minutos.

Dice la papa y continúe cocinando hasta que las papas sean suaves.

A continuación, añadir tomates tomillo y vinagre, sazone con sal y pimienta de Cayena.

Calentar 1 cucharadita aceite, saltear las cebollas restantes hasta que estén translúcidas, dejar que las espinacas se descongelen y sazonen.

Calentar aceite, freír los huevos como huevos fritos y arreglar todo junto.

Información Nutricional:

Por Porción:

500 kcal, 230 kJ, 5 g proteína, 4g grasas, 3g carbohidratos

28.   Ensalada de frijoles, manzana y cebolla

Una combinación especial de **Ingredientes** que contiene vitaminas y elementos saludables. Muy ligero para su sistema, sin grasa y sin calorías. Una deliciosa comida para todos los días.

Ingredientes (para dos personas):

1 lata de Frijoles,

1 cebolla grande,

1 pizca de perejil,

1 manzana grande,

100 ml de vinagre,

1 cucharadita aceite,

1 pizca de sal y pimienta,

Preparación:

Corte la manzana en pedazos pequeños, corte la cebolla en cubos (no demasiado pequeños). Mezclar con los frijoles lavados y escurridos.

Añadir un poco de perejil. Sal y pimienta un poco.

Sazone con vinagre y aceite.

Información Nutricional:

Por Porción:

200 kcal, 230 kJ, 6g proteína, 0g grasas, 7g carbohidratos

29. Higos con miel y vinagre balsámico

Cada ingrediente en esta receta es un sano, que evita la garganta dolorida. Súper fácil de hacer, es delicioso e incluso a sus hijos les encantará. Apenas calorías y no tiene grasa en absoluto.

Ingredientes (para dos personas):

8 higos, maduro,

6 rebanadas de pavo.

150 g de parmesano,

 Para el aderezo:

1 mostaza cucharadita (Dijon),

1 cucharada miel, líquido,

1 pizca Sal y pimienta,

1 cucharada de vinagre balsámico,

1 cucharada aceite de oliva,

1 pizca de tomillo albahaca y limón, para rociar

Preparación:

Cortar los higos en forma de estrella y apretar en la parte inferior, de modo que la parte superior se abrirá como una flor. Establecer en la placa (2 por persona). Quite el pavo y se esparza sobre los higos. Rallar gruesamente el parmesano y agregarlo.

Para el aderezo, poner todos los **Ingredientes** juntos para revolver, de modo que se obtiene una consistencia gruesa, cremosa y agradable. Verter sobre las peras, espolvorear con tomillo de albahaca y limón y disfrutar.

Información Nutricional:

Por Porción:

250 kcal, 310 kJ, 7g proteína, 0g grasas, 8g carbohidratos

30.   Sopa de queso

Sopa caliente en los días de dolor de garganta es una verdadera bendición. La combinación de sopa y queso es ideal. El queso tiene proteínas que estimula el sistema inmunológico. Deliciosa receta casera tradicional sin grasa.

Ingredientes (para dos personas):

1/2 kg de carne picada,

2.5 puerros,

1,5 cebollas grandes,

1 litro de caldo, claro,

1 Paquete Queso Crema,

1 Paquete Queso con hierbas,

1 taza de crema agria,

1 taza de crema

Preparación:

Corte finamente la cebolla, corte los puerros en anillos, y freír bien. Hervir el caldo, añadir el queso, mezclar crema fresca y crema, llevar a hervir de nuevo. Por último, dar todo en una olla grande y revuelva bien.

Servir con pan blanco fresco.

Información Nutricional:

Por Porción:

280 kcal, 280 kJ, 6g proteína, 0g grasas, 9g carbohidratos

31.   Estofado de cebolla e hígado

Receta inusual, pero muy sabroso. Lleno de vitaminas y proteínas, que protege a usted y su sistema inmunológico, impulsa su cuerpo con energía durante todo el día.

Ingredientes (para dos personas):

0,33 kg cebollas,

0,33 kg de hígado,

83,3 ml de caldo,

0,67 cucharadas aceite,

0,67 cucharadas de harina,

1 cucharadita de pimentón, dulce y seductora,

50 g de crema agria,

0,33 manzana,

83,3 ml de vino tinto, seco,

1 pizca de sal

Preparación:

Cortar en octavos las cebollas. Salar el hígado cortado en

dados y mezclar vigorosamente en un tazón de harina. Freír en aceite. Añadir las cebollas y espolvorear con pimentón. Revuelva vigorosamente y cocine a fuego lento durante unos 2-3 minutos. Desglasar con vino tinto y verter el caldo. Entregue la manzana finamente cortada en cuadritos. Mientras se agita, disolver el sedimento y el estofado y cubrir todo durante unos 45 minutos. Cuando las cebollas son suaves, agregue la sal al gusto y espese con la crema agria.

Información Nutricional:

Por Porción:

310 kcal, 250 kJ, 8g proteína, 3g grasas, 8g carbohidratos

32.   Sopa de calabaza y coco

Una receta casera caliente, con muchos carbohidratos y vitaminas. Le da todo lo que necesita mientras lucha contra el dolor de garganta.

Ingredientes (para dos personas):

1 cebolla grande,

1 pimiento pequeño,

650 g de carne de calabaza,

2 cucharadita jengibre fresco,

600ml caldo vegetal,

400ml de leche de coco,

2 cucharadas aceite de oliva,

1 pizca de curry,

1 pizca de sal,

1 pizca de pimienta,

2 papas

Preparación:

Pele la cebolla, pique finamente, corte los pimientos en anillos delgados, la carne de la calabaza en los cubos, descasca las papas y los dados finamente. Pelar el jengibre y rallar finamente. Añadir cebollas, pimientos y calabaza en aceite de oliva saltear, agregar papas y jengibre. Hervir con la verdura verter, y cocine a fuego lento a fuego lento durante 15 a 20 minutos. Puré la sopa. Caliente la sopa con leche de coco (no hierva, leche de coco coagula de otra manera) y con curry, sal y pimienta.

Información Nutricional:

Por Porción:

360 kcal, 300 kJ, 7g proteína, 3g grasas, 7g carbohidratos

33.   Galletas de anís contra el resfrío

El anís tiene un antiespasmódico. Las siguientes galletas de anís (para niños mayores de un año), por lo tanto, ayudan a la tos espasmódica y los calambres abdominales y la hinchazón. Su niño puede comer más galletas, si es necesario. Debe mantenerse largo tiempo en la boca y masticar bien. Las cookies se mantendrán varios meses.

Ingredientes (para 4 personas)

125 g de miel

125 g de azúcar

4 huevos

1 cucharada anís molido

300 g de harina

Preparación:

Mezclar la miel, el azúcar y los huevos hasta que estén muy esponjosos - con el agitador mecánico por lo menos 10 minutos, a mano durante 30 minutos. Tire de anís y arroje la harina en la mezcla de huevo y mezcle bien de nuevo. Con dos cucharaditas de pequeños montones, apuñalar de la masa y colocar en una bandeja forrada de horno. Seque las galletas de anís durante la noche en un lugar cálido - sólo para que obtengan los típicos "pies". Hornear al día siguiente a 160 grados (convección) en horno precalentado, de 20 a 25 minutos hasta que es de color amarillo claro. Deje que se enfríe en la hoja de hornear.

Información Nutricional:

Por Porción:

400 kcal, 380 kJ, 6g proteína, 1g grasas, 8g carbohidratos

34. Fideos con miel y albahaca

Proporciona una gran cantidad de vitaminas y energía para todos, comida deliciosa durante todo el día. Bajo en grasas y calorías, lo que es inusual para las pastas. Consiga una cierta cocina italiana en su hogar siempre que usted desee.

Ingredientes (para dos personas):

250 gramos de pasta,

1 chile pequeño picado, picado,

2 dientes de ajo, triturados

2 cucharadas piñones, picados,

3 discos / n de queso, cortado en trozos pequeños,

1 limón, jugo de,

1/2 paquete albahaca

2 cucharadas miel,

200 ml de crema,

60 ml caldo,

2 cucharadas de aceite de oliva,

1 pizca de pimienta

Preparación:

Cocinar la pasta al dente, escurrir, mezclar con aceite de oliva y mantener caliente.

Mezcle la albahaca, el chile, el ajo, los piñones, el queso, el jugo de limón y la miel en la crema y agregue el caldo. Hervir toda la comida 15-20 min. Cocine a fuego lento hasta que la salsa espese ligeramente. ¡Finalmente sazone con la pimienta y doble en la pasta!

¡Servir posiblemente con parmesano!

Información Nutricional:

Por Porción:

410 kcal, 390 kJ, 8g proteína, 2g grasas, 10g carbohidratos

35.   Sopa de zanahoria, jengibre y miel

Una combinación ideal de todo lo que necesitas mientras intentas palpitar el dolor de garganta. Impulsa todo el sistema. Te da energía y te devuelve a la vida

Ingredientes (para dos personas):

1 cebolla,

50 ml de aceite,

1 diente de ajo,

1 cucharada aceite vegetal,

2 piezas de jengibre de nuez grande,

1 tallo de apio,

500 g de zanahorias, en rodajas finas,

3/4 litro de caldo vegetal,

1 cucharada miel,

2 cucharadas crema fresca

Sal y pimienta,

1 limón, ralladura, sin tratar,

Perejil, para decorar,

1 pizca de azúcar

Preparación:

Trozar las cebollas. Pelar el jengibre y cocinar en rodajas finas. En él, freír la cebolla con el ajo, añadir el jengibre, apio y rodajas de zanahoria. Glasear con el vegetal, agregue un poco de sal y cocine a fuego lento durante unos 12 minutos cubiertos. A continuación, añadir los vegetales cocidos con crema fresca y miel. Sazonar con sal, pimienta, jugo de limón y azúcar y decorar con perejil.

Información Nutricional:

Por Porción:

280 kcal, 490 kJ, 7g proteína, 1g grasas, 8g carbohidratos

36.   Tarta con batata y cebollas moradas

Impulsa cada cuerpo y sistema enfermo. Muy fácil de hacer, baja en grasa y apenas calorías. Lleno de vitaminas y otros elementos saludables. Incluso ideal para los niños. Delicioso

Ingredientes (para dos personas):

1 Paquete de masa de la sección refrigerada,

250 g de crema, 30% de grasa,

1/2 limón sin tratar,

1 pizca de sal y pimienta,

1 cebolla, rojo,

100 g de queso feta,

1 patata dulce,

2 cucharadas aceite de oliva,

1 cucharada miel,

4 cucharadas amontonados arándanos de una jarra o arándanos

Preparación:

Precaliente el horno a una convección de 200 ° C.

Añadir la crema fresca en un tazón y mezclar con el jugo de medio limón, la abrasión de la ralladura de limón, sal y pimienta, luego rodar en una bandeja para hornear.

Pelar la cebolla y cortar en anillos. Pelar la batata y cortar en rodajas de 2 mm de espesor. En un bol, combine los anillos de cebolla y las rodajas de patata dulce con aceite, miel, pimienta y sal, y luego decorar. Por último, se extienden sobre queso feta en cuadritos y pequeñas manchas de arándanos.

Información Nutricional:

Por Porción:

360 kcal, 500 kJ, 5g proteína, 3g grasas, 9g carbohidratos

37.   Yogur griego con miel y nueces

Un poco de sabor griego en su propia casa. Muy deliciosa comida o merienda. Fácil de hacer, todo el mundo lo ama y cura su dolor de garganta de inmediato.

Ingredientes (para dos personas):

800 g de yogur, griego,

16 nueces

8 cucharadas miel, líquido

Preparación:

Resuelva las nueces del tazón y rompa o pique en pedazos ligeramente más pequeños. Dé el yogur en un tazón. Separe una fina capa de miel líquida sobre ella y espolvorear con nueces

Información Nutricional:

Por Porción:

410 kcal, 480 kJ, 8g proteína, 2g grasas, 7g carbohidratos

38.   Sopa de cebolla roja

La cebolla roja tiene algún poder saludable cuando se trata de conductos o dolor de garganta. Es una deliciosa receta casera, muy fácil de hacer, no toma mucho de su tiempo libre y le gustará el sabor de una sopa caliente.

Ingredientes (para dos personas):

200 g cebollas, rojo,

1.6 cucharadas aceite,

 Un poco de sal

20 ml de vino tinto,

60 ml de jugo de manzana,

0,8 cucharada de pasta de tomate,

Un pimentón rojo, o un pedazo de chile fresco, picado,

0,4 litros 'caldo,

0.1 vaina de vainilla,

1 pizca de pimienta,

0,4 cucharadita de mejorana,

1.2 Disco Pan de centeno,

40 g de crema fresca,

1.6 cucharadas crema

Preparación:

Pelar las cebollas y cortar en finos anillos. Calentar 2 cucharadas aceite en una sartén y saltear la cebolla con un poco de sal por 10 minutos. Revuelva constantemente. Tome 4 cucharadas de cebollas y reserve. Luego vierta las cebollas restantes con vino tinto y deje hervir. Vierta el jugo de manzana y dejar hervir también. A continuación, añadir el puré de tomate, el chile y el chile del molino y la mejorana y freír corto. Vierta caldo y sazone con sal y pimienta. Hervir 15 minutos cubierto a fuego lento suavemente.

Las rodajas de pan se cortan en trozos y se asan en una sartén en el aceite restante.

Información Nutricional:

Por Porción:

300 kcal, 410 kJ, 8g proteína, 3.5g grasas, 8g carbohidratos

39. Pollo con crema y cebolla

La carne siempre es una buena solución si está luchando contra algún resfriado, incluyendo dolor de garganta. Tiene muchas proteínas y carbohidratos. La cebolla te da vitaminas y el sabor especial. Deliciosa comida, disfrutar.

Ingredientes (para dos personas):

750g cebollas,

4 puertos. Filetes de pollo,

3 cucharadas aceite sal y pimienta, pimienta blanca,

1 cucharadita harina amontonada,

200 g de crema batida,

1 cucharadita caldo, claro, instantáneo,

1/2 puñado de perejil

Preparación:

Pelar las cebollas, cortar o cortar en finos anillos.

Lave los filetes y seque. Caliente 1-2 cucharadas aceite en una sartén. Freír los filetes de cada lado brevemente. Sazone con sal, pimienta y pimentón. Retirar.

Calentar 2 cucharadas aceite en grasa para freír. Añadir cebollas y freír unos 15-20 minutos, a su vez con frecuencia. Condimentar con sal y pimienta. Polvo con harina. Añadir 1/8 litro de agua y remover en crema. Revuelva caldo y hervir todo. Condimentar con sal y pimienta.

Coloque los filetes de pollo en un plato para hornear engrasado. Hornear en un horno precalentado (horno eléctrico 200 ° C / ventilador 175 ° C / marca de gas 3) y cocinar durante unos 25-30 minutos.

Lave el perejil, pique finamente y espolvoree.

Información Nutricional:

Por Porción:

380 kcal, 450 kJ, 9g proteína, 3g grasas, 7g carbohidratos

40.   Hielos de pistacho y miel

Gran postre para prevenir el dolor de garganta y para una dieta, sin azúcar. Súper sabrosa crema de hielo con un montón de proteínas y apenas grasa para este tipo de postre.

Ingredientes (para dos personas):

100 g de pistachos u otras nueces,

3 cucharadas de azúcar en polvo,

4 yemas de huevo,

1 huevo,

150 g de miel,

1 vaina de vainilla, la marca de ella,

400 g de crema,

1 cucharadita aceite, para el molde

Preparación:

Picar los pistachos toscamente y calentar en una sartén antiadherente. Espolvorear con azúcar glas y dejar caramelizar ligeramente. Colocar en un plato y dejar enfriar.

Batir las yemas, el huevo, la miel y la vainilla hasta que estén espesas y esponjosas en un recipiente de metal en un baño de agua. La masa en el agua helada será fría. Doble con pistachos caramelizados debajo de la mezcla de huevo.

Cepille una caja de cacerola con aceite y la línea con la película de adherir o papel de hornear, extender la masa de parfait en su interior y congelar con cubiertas de papel de pergamino durante 24 horas en el congelador.

Información Nutricional:

Por Porción:

323 kcal, 400 kJ, 7g proteína, 4g grasas, 6g carbohidratos

41.   Sopa de zanahoria con curry

Sopa saludable para cada ocasión. Delicioso y sin grasa o calorías, usted está en el lado seguro cuando se trata de dolor de garganta o cualquier chimenea. Fácil de hacer, sabe muy bien.

Ingredientes (para dos personas):

500g zanahorias,

750 ml de caldo de pollo,

1 cebolla,

400 ml de leche de coco,

1/2 cucharadita chili escamas,

1 pizca de sal y pimienta, blanco,

1 cucharadita de jugo de limón,

1 cucharadita de azúcar,

50 g de avellanas

Preparación:

Fría pequeña cebolla cortada en trocitos en un poco de

aceite hasta que esté suave.

Pele las zanahorias en pequeños cubos y agregue a las cebollas. Glasear con caldo de pollo, mezclar curry y chile y cocinar, dejar que todo cocine hasta que estén tiernos. Puré con una batidora de mano.

Por último, agregue la leche de coco debajo y sazone con sal, pimienta blanca, jugo de limón y un poco de azúcar.

Sirva la sopa con copos de avellana tostados.

Información Nutricional:

Por Porción:

300 kcal, 300 kJ, 6g proteína, 2g grasas, 7g carbohidratos

42.   Filete marinado en miel

Una vez más, una receta con carne, con proteínas y un montón de vitaminas. Aumenta el sistema muy bien y lucha contra el dolor de garganta. Muy sabroso y delicioso.

Ingredientes (para dos personas):

4 filetes de carne,

75 ml de miel,

1 cucharadita de curry,

1 cucharadita pimienta de cayena,

50 ml de salsa,

100 ml aceite de oliva,

1 diente de ajo,

200 g de queso crema para la salsa

Preparación:

Para preparar la marinada revuelva todos los **Ingredientes** excepto el queso crema y el filete con un batidor. El adobo debe ser uniforme y ligeramente meloso.

Parada el filete, esto toma un poco de trabajo. A continuación, poner en una bolsa de plástico la carne junto con el adobo y mezclar bien. Espere al menos 4 horas en el refrigerador.

A continuación, precalentar el horno a 200 grados y dejar que los filetes con el adobo cocinar durante 25 minutos.

Cortar el filete después en pedazos grandes de cerca de 2 centímetros. Revuelva el resto de la marinada (cuidado caliente) en el plato de hornear con el queso crema a la salsa e inmediatamente mezclar con la carne. Luego sirva inmediatamente.

Información Nutricional:

Por Porción:

480 kcal, 360 kJ, 8g proteína, 3g grasas, 8g carbohidratos

43. Sopa de zanahoria con coco, jengibre y curry

Durante cada temporada, este es un clásico de sopa con tradición. Una receta casera que es muy sabrosa y potente. Impulsar el sistema humano durante todo el día.

Ingredientes (para dos personas):

400g zanahorias, pelados, cortados en rodajas,

20 g de jengibre fresco, cortado en cuadritos,

50 ml de aceite,

1 cucharada de azúcar,

Caldo vegetal de 3/4 litros,

150 ml de leche de coco, sin endulzar,

1 pizca de curry en polvo,

1 pizca de sal y pimienta

Preparación:

Saltear zanahorias y jengibre en el aceite. Espolvorear con azúcar y ligeramente caramelizar. Glasear con el caldo y cocer a fuego medio a fuego medio. Condimentar con sal y pimienta.

Tome 1/3 de rodajas de zanahoria y se extiende sobre 4 cuencos de sopa.

Mezcle la sopa restante con la licuadora y ponga posiblemente a través de un tamiz. Caliente la leche de coco.

Llenar la sopa en cuencos de sopa, poner la espuma de leche de coco en ella y espolvorear con curry en polvo.

Información Nutricional:

Por Porción:

350 kcal, 260 kJ, 9g proteína, 2g grasas, 8g carbohidratos

44. Queso de cabra al horno con miel, ajo y nueces

Deliciosa, inusual comida, con un montón de proteínas, vitaminas e incluso carbohidratos. Fácil de hacer, baja en grasa e incluso calorías. Cura dolor de garganta inmediatamente.

Ingredientes (para dos personas):

1 Camembert,

1 cucharada aceite de oliva,

2 dientes de ajo, triturados o muy finamente picados,

2 cucharadita miel,

4 nueces, picadas,

1 pizca de sal,

1 pizca de polvo de chile (o chile hilos)

Preparación:

Cortar el Camembert de cabra en cuartos, colocarlo sobre papel de aluminio o en un recipiente refractario, luego espolvorear con aceite de oliva, Knofi, miel y un poco de sal, pimentón rojo.

Hornee aproximadamente 7-8 min en el horno a 180 °. Sólo tres minutos antes del final de la cocción, rociar nueces picadas, pistachos, alternativamente, sobre ella.

Servir con un ajo abundante, hierbas o incluso baguette normal.

Información Nutricional:

Por Porción:

320 kcal, 310 kJ, 7g proteína, 3g grasas, 9g carbohidratos

45. Gulasch de Cebolla

Receta casera altamente energizada con cierta tradición en cada cultura. Pero no todo el mundo sabe que esta comida es súper saludable cuando se trata de dolor de garganta. Delicioso y muy fácil de hacer.

Ingredientes (para dos personas):

1/2 kilogramo de gulasch,

1/4 kg cebollas,

1/2 ajo (clavo),

3/4 cucharada aceite (oliva),

1 pizca de sal,

1/2 cucharada de pasta de tomate,

1/2 cucharada de harina,

62 1/2 ml de vino tinto, seco,

213 g de tomates enlatados,

1/2 hojas de laurel,

1/4 montón perejil,

50 g de salchichones,

1 pizca de pimienta Blanco

50 g de pimentón,

150g de limón,

188 ml de agua,

Preparación:

Golpear la carne. Pelar las cebollas y cortar en trozos grandes. Pique el ajo finamente.

Calentar aceite en una cacerola grande. Freír la carne en porciones a fuego alto marrón. Saltear el ajo y cebollas en él. Sazone con sal, pimienta y pimentón. Añadir la pasta de tomate y la harina y saltear revolviendo. Añadir el vino, los tomates y el agua. Añada las hojas de laurel.

Cocine todo lo cubierto durante 1,5 - 2 horas. Puede incluso verter un poco de agua.

Sazone fuertemente el gulasch con sal, pimienta y pimentón. Lave el perejil, pique finamente y espolvoree. Tal vez adornar con pimientos y limón

Información Nutricional:

Por Porción:

470 kcal, 560 kJ, 9g proteína, 4g grasas, 8g carbohidratos

46. Pesto de Diente de León

Bueno para prevenir resfriados y genial para Spaghetti. Una vez más, cocina italiana saludable, muy ligero cuando se trata de calorías. Ideal para dolor de garganta porque es una receta suave con vitaminas. Delicioso y los niños les encanta demasiado.

Ingredientes (para 4 personas)

400 gramos de parmesano rallado,

4 Bund Diente de león fresco,

8 piezas. Dientes de ajo picado,

24 EL Extra virgen aceite de oliva,

20 EL Jugo de limón recién exprimido,

200 gramos,

Almendras,

1 pizca de pimienta negra del molino,

1 pizca de sal

Preparación:

Asar las almendras en una sartén sin grasa hasta que estén doradas.

Limpie, lave y seque el diente de león.

Combine todos los **Ingredientes** en una licuadora finamente. Condimentar con sal y pimienta.

Cubra frascos de vaso con tapas metálicas y superficie de botella con aceite. Mantenga el pesto en un lugar fresco y oscuro durante unos 3 meses.

Información Nutricional:

Por Porción:

400 kcal, 350 kJ, 9g proteína, 3g grasas, 7g carbohidratos

47. Manzana-Miel-Dulcera

Esta es una receta dulce que te ayudara a aliviar tu garganta. Es muy fácil de hacer y dulce para el paladar. No tiene grasa y es baja en calorías. Esta receta está llena de vitaminas y energía lo cual te ayudara a recuperarte más rápido.

Ingredientes (para dos personas):

1.3 kg manzanas,

6 cucharadas jugo de limón,

2 ramas de canela,

50 g de miel

PREPARATION

Pela las manzanas, córtala en pedazos pequeños, y retira el centro con las pepas. Riega un poco del jugo de limón encima de las manzanas cortadas. Mezcla las manzanas con la miel y la canela en una olla grande. Calienta la olla a temperatura alta y revuelve los **Ingredientes** en la olla hasta que veas burbujas en el agua. Retira la olla del calor. Espera aproximadamente 15 minutos para que se enfrié. Pon la mezcla en un recipiente en el refrigerador. Después de una hora en el refrigerador debería estar listo para comer.

Per portion:

420 kcal, 470 kJ, 8g protein, 1g fat, 6g carbs

48. Papas con miel crujiente

Bocado delicioso con muchos artículos sanos que realzan su cuerpo y sistema inmune en la lucha contra resfriados. Rápido hecho receta, se puede comer incluso para el desayuno.

Ingredientes (para dos personas):

750 g de papa, pequeña,

4 cucharadas aceite, por ejemplo, aceite de oliva,

1 cebolla pequeña,

2 dientes de ajo,

5 cucharadas miel, por ejemplo, miel de trébol,

2 cucharadas de pasta de tomate,

2 cucharadas romero, agujas peladas,

2 tomate de cucharada, hojas picadas,

1 pizca de sal de mar,

1 pizca de pimienta,

100 g de nuez moscada, recién rallado

Preparación:

Precalentar el horno a 220 ° C, aire caliente 200 ° C, marca de gas 4-5.

Lave bien las papas y corte a la mitad longitudinalmente. Coge una bandeja para hornear con 1 cucharada aceite y pon las papas con el lado cortado hacia arriba.

Pelar la cebolla y picar finamente. Agregue los dientes de ajo. Poner 3 cucharadas aceite en una cacerola pequeña y saltear las cebollas y el ajo en ella. Mezcle la miel, la pasta de tomate y las hierbas y sazone con sal, pimienta y nuez moscada.

Coloque las papas uniformemente en el suelo y empuje la bandeja de hornear en el horno. Cubra después de unos 20 minutos las papas en papel de aluminio y continúe cocinando durante otros 15 minutos, o hasta que los papas estén cocidos.

Información Nutricional:

Por Porción:

360 kcal, 290 kJ, 7g proteína, 3g grasas, 5g carbohidratos

49.   Sopa crema de Ajo

El ajo es saludable en cada comida, y en cada forma. Muy deliciosa, receta caliente con tradición regional. Usted puede hacer para el desayuno o incluso para la cena para impresionar a sus amigos.

Ingredientes (para dos personas):

1 Papa mediana cortada en rodajas,

1 cebolla grande, rebanada,

8 dientes de ajo, rebanados,

500 ml caldo,

250 ml de crema,

60 ml aceite,

2 cucharadas aceite de oliva,

1 cucharadita de cebolleta, picada,

2 discos Tostada,

Sal y pimienta,

Ajenjo

Preparación:

Desbarbar la tostada, cortar en cubitos iguales y asar de color dorado en aceite y mantener caliente.

Ponga la cebolla, la patata y los dientes de ajo en el aceite de oliva caliente. Llenar con el Caldo y cocine a fuego lento unos 20 min. A fuego lento. Agregue la crema y cocine a fuego lento otros 10 minutos. Sazone con las especias.

Puré con la licuadora y la tensión a través de un tamiz. Una vez más, poner en la estufa y mezclar con el resto del aceite.

Información Nutricional:

Por Porción:

250 kcal, 300 kJ, 8g proteína, 3g grasas, 8g carbohidratos

50.   Ensalada de Tomate y Cebolla

La ensalada está llena de vitaminas, te da energía para todo el día y sabe muy bien. Fácil de preparar y hacer, pero muy delicioso y se ve muy bien. No tiene grasa ni calorías mínimas.

Ingredientes (para dos personas):

8 tomates

4 cebollas,

4 dientes de ajo,

5 cucharadas balsámico,

1 cucharada aceite de oliva,

2 cucharadita de azúcar,

2 cucharadas perejil, trozado finamente,

Sal y pimienta

Preparación:

Cortar los tomates en cuartos, las cebollas en anillos y cortar finamente el ajo. Hacer un adobo de balsámico, aceite de oliva, sal, pimienta y azúcar y mezclar todos los **Ingredientes** en orden.

Refrigere la ensalada por lo menos 3 horas. Déjelos ir, pero son más deliciosos cuando están preparados el día anterior.

Información Nutricional:

Por Porción:

280 kcal, 200 kJ, 8g proteína, 1g grasas, 8g carbohidratos

51.   Aderezo de ensalada de Yogurt, miel y mostaza

Súper sabroso, delicioso y gran vestidor para su ensalada. Reduce las posibilidades de un dolor de garganta, o si está sufriendo de dolor de garganta lucha contra ella. Obtendrá energía durante todo el día y lo sentirá de inmediato.

Ingredientes (para dos personas):

4 cucharadas de yogur,

1/2 cucharada miel,

1/2 cucharada mostaza

Preparación:

Mezcle bien el yogur con la miel y la mostaza, sazone con sal y pimienta.

Es un buen aderezo para ensaladas, pero también sabe muy bien en zanahorias al vapor.

Información Nutricional:

Por Porción:

360 kcal, 400 kJ, 6g proteína, 1g grasas, 7g carbohidratos

OTROS TITULOS DE ESTE AUTOR

70 Recetas De Comidas Efectivas Para Prevenir Y Resolver Sus Problemas De Sobrepeso: Queme Calorías Rápido Usando Dietas Apropiadas y Nutrición Inteligente

Por

Joe Correa CSN

48 Recetas De Comidas Para Eliminar El Acné: ¡El Camino Rápido y Natural Para Reparar Sus Problemas de Acné En 10 Días O Menos!

Por

Joe Correa CSN

41 Recetas De Comidas Para Prevenir el Alzheimer: ¡Reduzca El Riesgo de Contraer La Enfermedad de Alzheimer De Forma Natural!

Por

Joe Correa CSN

70 Recetas De Comidas Efectivas Para El Cáncer De Mama: Prevenga Y Combata El Cáncer De Mama Con una Nutrición Inteligente y Alimentos Poderosos

Por

Joe Correa CSN